CLINIQUE
OPHTHALMOLOGIQUE
DE
L'HOSPICE DES QUINZE-VINGTS

COMPTE RENDU STATISTIQUE

DES OPÉRATIONS PRATIQUÉES PENDANT L'ANNÉE 1874.

PAR

Le Dr FIEUZAL,

Médecin en chef de l'hospice.

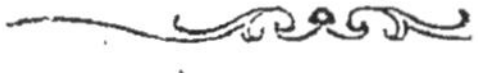

PARIS

Ve ADRIEN DELAHAYE ET Cie, LIBRAIRES-ÉDITEURS

PLACE DE L'ÉCOLE-DE-MÉDECINE

1876

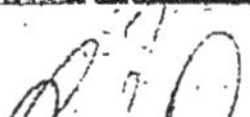

CLINIQUE

OPHTHALMOLOGIQUE

DE

L'HOSPICE DES QUINZE-VINGTS.

CONSULTATIONS GRATUITES pour les maladies des yeux, les Mardi, Jeudi et Samedi, à 9 heures, à l'*Hospice des Quinze-Vingts*.

CONFÉRENCES CLINIQUES, exercices ophthalmoscopiques et opérations, les Lundi, Mercredi et Vendredi, à 2 heures, à la *Clinique de l'Hôtel-Sully*, 143, rue Saint-Antoine, par le Dr FIEUZAL.

Sous presse, pour paraître prochainement :
Le Compte-rendu de l'année 1875.

CLINIQUE OPHTHALMOLOGIQUE DE L'HOSPICE DES QUINZE-VINGTS

COMPTE RENDU STATISTIQUE

DES OPÉRATIONS PRATIQUÉES PENDANT L'ANNÉE 1874.

PAR

Le Dr FIEUZAL,

Médecin en chef de l'hospice.

PARIS

ADRIEN DELAHAYE LIBRAIRE-ÉDITEUR

PLACE DE L'ÉCOLE DE MÉDECINE.

1876

CLINIQUE OPHTHALMOLOGIQUE

DE

L'HOSPICE DES QUINZE-VINGTS (1)

AVANT-PROPOS

« Ita valet corpus sicut valent oculi. »

Le travail que nous adressons aujourd'hui au public médical est le résultat des observations que nous avons pu faire comme médecin en chef de l'hospice des Quinze-Vingts, tant sur les aveugles admis à demeure dans l'hospice, que sur ceux qui y viennent pour avoir un certificat de cécité et sur les malades, en infiniment plus grand nombre, qui se rendent à la consultation ophthalmique.

(1) Tout le monde connaît, au moins de nom, l'hospice des Quinze-Vingts et l'histoire de sa fondation, mais peu de personnes, même parmi les médecins, sont au courant de la destination et de l'affectation véritable de cet établissement. Déjà sous ce rapport, le travail de notre collaborateur fournira de renseignements intéressants, mais le lecteur y trouvera de plus des données précieuses et utiles sur l'étude clinique et le traitement de la plupart des affections dont l'œil peut être le siége. Note de la Trib. Méd. du 14 fév 1876

L'hospice n'admet pas à son infirmerie d'aveugles venus du dehors et réclamant une opération pour recouvrer la vue; il ne s'occupe que des cécités confirmées, auxquelles l'intervention chirurgicale ne peut s'adresser, si ce n'est dans certains cas, pour mettre fin à des douleurs, parfois intolérables, occasionnées par des affections qui ont déjà depuis longtemps entraîné la perte de la fonction visuelle.

Nous avons, au mois de janvier 1874, fondé dans le voisinage de l'hospice, un dispensaire où nous pouvons recevoir les personnes atteintes de maladies des yeux nécessitant une opération; c'est pourquoi dans le compte rendu statistique que nous mettons sous les yeux de nos confrères, nous prendrons cette date pour point de départ de notre travail; du reste, nous avons le projet de faire dans la suite et à la fin de chaque année, un compte rendu indiquant le résultat des opérations que nous aurons pratiquées dans le cours de l'année précédente.

Ce travail nous sera facile puisque les matériaux en sont journellement consignés sur des registres où sont inscrits tous ceux qui se présentent à la consultation avec leur âge et profession. En regard du nom se trouve un numéro d'ordre dont le malade conserve un double et à côté du nom, se trouve inscrit le diagnostic de la maladie.

Un second registre concerne les malades entrant au dispensaire; on y inscrit la date d'entrée et la date de sortie, avec la mention de la maladie pour laquelle ils sont entrés.

Des cahiers d'observation sont tenus pour chaque opération; sur l'un se trouvent les cataractes; sur un second les iridectomies; sur un troisième, les opérations diverses, strabismes, énucléations, etc.

Un troisième registre est destiné à recevoir le nom de chaque aveugle interne; à côté de ce nom, se trouvent des colonnes d'observations qu'on remplit en s'enquérant des antécédents de l'aveugle, de la cause de la cécité, de l'époque de son apparition, de l'état actuel au moment de l'admission, et enfin une feuille d'observations pour les maladies qu'ils peuvent contracter à l'hospice, la nature de celles-ci et aussi la cause de la mort.

Tous ces registres, régulièrement tenus à jour, sont à la disposition des personnes qui pourraient avoir intérêt à les consulter. C'est, comme on voit, une maison de verre, où il sera toujours possible de contrôler un résultat annoncé dans une publication le concernant.

Nous tenons à faire ici cette déclaration qui servira de gage à la sincérité de notre statistique; et si quelque erreur était commise par nous, du moins ne pourrait-il venir à l'idée de personne d'accuser notre parfaite bonne foi, puisque le contrôle sera toujours non-seulement possible mais facile.

E probitate decus: Telle est en trois mots la maxime qui nous sert de guide.

Cela dit, notre travail se trouvera naturellement divisé en trois parties.

Dans la première, nous nous occuperons des aveugles, nous dirons quelques mots qui ne seront peut-être pas inutiles à nos confrères de province, et même de Paris, en leur donnant un véritable programme indiquant les conditions d'admission à l'hospice; nous donnerons ensuite, d'après le relevé fait sur le registre qui les concerne, les causes de la cécité. Nous bornerons là, pour cette année, ce qui a rapport aux aveugles; tandis que nous consacrerons de plus grands développements à la seconde partie, qui, à l'avenir, sera beaucoup plus écourtée.

Nous avons jugé à propos, dans la première série de la publication que nous inaugurons aujourd'hui, de faire connaître la méthode adoptée à notre consultation, pour les soins à donner aux diverses maladies externes; ce sont des détails que nous aurions pu peut-être passer sous silence, mais que nous

nous sommes laissé aller à indiquer, dans la pensée qu'ils pourraient être utiles à quelques-uns; puissions-nous ne pas nous être trompé?

Dans la troisième, enfin, nous avons groupé les opérations diverses, avec les résultats obtenus. C'est, croyons-nous, la meilleure manière de faire impartialement juger par ses pairs une méthode opératoire et aussi un opérateur.

Certes, il est fort douloureux d'avoir à enregistrer des insuccès, mais c'est un devoir étroit, quand on publie une statistique, d'y faire tout entrer, les bons comme les mauvais cas; ceux qui nous connaissent savent que nous n'y faillirons pas, et nous n'avons pas besoin d'ajouter que nous tiendrons à honneur de rester toujours dans la tradition de cette bonne foi scientifique, qui nous a été transmise par nos maîtres vénérés, et dont M. Velpeau, pour parler du plus illustre, nous a enseigné les préceptes.

PREMIÈRE PARTIE

But et destination de l'hospice des Quinze-Vingts. — Conditions d'admission. — Avantages dont jouissent les aveugles internes et externes. — Notice statistique sur les pensionnaires de cet établissement hospitalier et comparativement sur les aveugles de toute la France. — Catégories de cécité d'après les causes.

Fondé sous le patronage de Louis IX en 1254 pour recevoir quinze fois vingt aveugles, l'hospice des Quinze-Vingts a pour but de secourir des aveugles français, adultes et indigents, de l'un et l'autre sexe.

Les pensionnaires secourus se divisent en :

Pensionnaires *internes* et pensionnaires *externes*.

Les pensions externes sont divisées en trois classes :

1° Pension annuelle et viagère de 100 fr. ;
2° id. de 150 fr.,
3° id. de 200 fr. ;

Les nominations, soit dans une des classes de secours annuels, soit dans l'hospice, sont faites *par M. le ministre de l'Intérieur, à qui doivent être adressées directement toutes les demandes.*

Pour être admis à recevoir les secours annuels, il faut :

1° Être Français ;
2° Être âgé de 21 ans au moins ;

3° Justifier d'une cécité complète et incurable ;

4° Être dans un état d'indigence dûment constaté.

A cet effet, la demande d'admission sera accompagnée des pièces suivantes :

1° Extrait de naissance ;

2° Certificat de cécité complète et incurable, délivré par un docteur en médecine designé par le préfet ou sous-préfet du domicile du pétitionnaire ;

3° Certificat d'indigence délivré par le maire de la commune, et dûment légalisé.

NOTA.— Vu l'indigence de l'aveugle, les deux dernières pièces peuvent être délivrées sur papier libre. — Les Aveugles qui résident à Paris doivent fournir un certificat de cécité complète et incurable délivré par l'un de MM. les médecins attachés à l'Hospice des Quinze Vingts; à cet effet, ils peuvent se présenter à la visite qui a lieu les mardi, jeudi et samedi de chaque semaine, de 9 à 10 heures du matin, dans la salle de consultation de l'Etablissement, rue de Charenton, n° 28.

Les secours attribués aux Pensionnaires externes sont payés :

Pour les Aveugles résidant à Paris, à la Caisse de l'Hospice ;

Pour ceux qui résident en province, à la Caisse du percepteur de la circonscription.

Pour être admis à l'Hospice des Quinze-Vingts en qualité d'interne, il faut :

1° Avoir fait successivement partie des deux classes de Pensionnaires externes à 100 et 150 fr., et être, au moment de la demande, dans la classe des Pensionnaires externes à 200 fr. ;

2° Être âgé de 40 ans au moins.

Le conjoint et les enfants d'un aveugle interne peuvent demeurer avec lui dans l'Hospice.

Toutefois, les enfants du sexe masculin sont obligés d'en sortir à l'âge de 15 ans, et les filles à celui de 21 ans.

Tout Aveugle admis à l'internat reçoit par jour :

1° 1 fr. 40 cent. :

2° 625 grammes de pain.

Les femmes d'Aveugles reçoivent un secours de 0 fr. 30 c. par jour à tout âge ;

Les maris d'Aveugles ne reçoivent ce secours qu'à l'âge de 60 ans ;

Chaque enfant, âgé de moins de 14 ans, reçoit un secours de 15 cent. par jour ;

A partir de 14 ans, les enfants sont mis en apprentissage par les soins de l'Administration.

En cas de maladie, l'Aveugle et son conjoint sont admis à l'Infirmerie de l'Hospice et une retenue est faite sur leur allocation journalière.

Nous empruntons les chiffres suivants à un article d'une grande compétence sur la matière, publié dans le dictionnaire encyclopédique, et dû à la plume si autorisée du Dr Brochin.

D'après les derniers relevés dressés par les soins du bureau de statistique générale du ministère des travaux publics, est-il dit dans l'article « Aveugles, » on comptait en 1861, pour toute la France, 30,780 aveugles, dont 505 pour le département de la Seine, 30,275 pour l'ensemble des autres départements.

En 1866 le nombre des aveugles secourus par l'administration était de 1,700 seulement.

En 1874 le nombre s'élève à 1,850 repartis de la façon suivante :

950 aveugles reçoivent 100 fr. de pension par an.
400 id. 150
200 id. 200
300 sont logés à l'établissement de la rue de Charenton, en tout 1,850.

Ce n'est évidemment pas là le dernier mot de l'assistance mutuelle ; il nous semble que dans une société bien organisée et véritablement soucieuse de l'intérêt de ses enfants, il ne devrait pas y avoir d'aveugles nécessiteux qui ne fussent secourus, bien mieux on devrait offrir à chacun le moyen de guérir sa cécité lorsque celle-ci est curable.

Nous sommes encore, hélas! bien éloignés du but, cependant il faut être juste et reconnaître ce qu'on a fait de nos jours pour cette partie si intéressante de la société. A cet égard les vœux exprimés par M. Villemain dans le rapport qu'il fit en 1837 sur l'ouvrage de M. Dufau « Des Aveugles » ne sont pas restés lettre morte.

Voici, du reste, comment s'exprimait à ce sujet l'éloquent secrétaire perpétuel de l'Académie française : « Il y a quatre siècles, en France, à Paris, devant la cour, la destination qu'on donnait aux aveugles, c'était d'en mettre quelques-uns aux prises, couverts de fer et armés de longs bâtons, pour égayer les spectateurs par la maladresse des coups qu'ils se portaient. De cette barbarie, on est venu aux inventions, aux soins, aux délicatesses ingénieuses de la charité moderne ; et maintenant un esprit généreux propose, pour cette classe d'hommes, nombreuse parmi les pauvres, un système complet d'asiles, d'enseignement et d'avenir social. Le public y prend intérêt, les Académies en parlent, et l'Etat ne peut manquer d'être attentif au nouveau bienfait qu'on lui demande. »

Les aveugles admis à l'internat sont tenus de se présenter à la consultation le jour de leur admission pour y subir un examen de contrôle. Là nous nous assurons de l'incurabilité de leur cécité et nous notons le résultat de l'examen ophthalmoscopique, la nature de la cécité, le temps depuis lequel ils ont perdu la vue et les circonstances diverses qu'ils présentent. Nous recueillons, en un mot, tous les éléments d'une statistique sérieuse.

Il est de toute évidence qu'on doit faire une distinction entre des cataractes donnant lieu à une cécité complète, mais cependant justiciables d'une opération, et des irido-choroïdites, ou des choroïdo-rétinites par exemple, qui, bien que permettant aux pauvres malheureux qui en sont atteints de distinguer encore le jour de la nuit, ou même de se conduire, n'en sont pas moins complétement incurables.

Ces derniers nous paraissent bien plus dignes d'intérêt que d'autres, comme il s'en rencontre souvent, qui par pusillanimité refusent une opération qui aurait des chances de leur restituer la vision, aimant mieux conserver cette vague distinction du jour et de la nuit plutôt que de s'exposer à perdre le peu qui leur reste.

A ceux-là nous refusons le certificat de cécité complète et incurable, à moins qu'ils ne se trouvent dans des conditions de marasme sénile qui ne permettent pas de compter sur le succès de l'opération.

Nous ne le refusons jamais, au contraire, à ceux qui, tout en étant encore incomplétement aveugles, sont voués dores et déjà à une cécité irrémédiable.

Les aveugles, au nombre de 274, qui habitent actuellement l'hospice des Quinze-Vingts, peuvent être rangés d'après la cause qui a produit chez eux la cécité, dans les cinq catégories suivantes :

I. — Cécité amaurotique comprenant atrophie papillaire. . . . . 53 cas.

se décomposant de la manière suivante :

Survenue à la suite de	glaucome.	8
— —	colique de plomb.	1
— —	pachyméningite .	2
— —	ataxie locomotrice	9
— —	méningite typhoïde.	2
— —	névrite optique. .	2
— —	— syphilitique.	1
se rencontrant	avec paraplégie.	2
—	avec affection cardiaque. .	2
—	encéphalite diffuse..	4
—	atrophie blanche sans aucune douleur.	4

—	atrophie avec synchisis étincelant.	1	
—	atrophies diverses (causes mal déterminées).	9	
—	atrophie avec myopie extrême.	1	
—	atrophie avec choroïdo-rétinite.	1	
—	atrophie avec rétinite tigrée	2	
—	atrophie avec rétinite pigmentaire (un seul avec consanguinité).	2	
		53	

II. — Cécité par irido-choroïdite.		83 —
Irido-choroïdite commune.	44	
— glaucomateuse..	21	
— avec hydrophthalmie. .	2	
— cataracte noire..	3	
Suite de myopie progressive.. . . . , . . .	3	
— ophthalmie sympathique.. . . .	2	
Avec hémorrhagie du corps vitré.. . . .	2	
— décollement des membranes. . . .	6	
	83	
III. — Cécité par ophthalmie purulente.		90 —
Survenue à la suite de la rougeole . . .	1	
— — variole	15	
— — érysipèle. . .	1	
— — scarlatine. . .	1	
Ophthalmie à la suite de dacryocystites.	2	
— purulente de nouveau-nés. .	4	
— purulente.	66	
	90	
IV. — Cécité survenue après une opération de cataracte.		21 —
V.—Cécité survenue à la suite de traumatismes.		27 —
Accidents de mine	8	
Brûlures.	5	
Coup d'alène dans l'œil	1	
Coup de parapluie	1	
Divers..	12	
	27	

Il n'y a pas là un nombre assez considérable d'aveugles pour pouvoir établir une statistique des causes de la cécité, pas plus que pour tirer des conclusions relatives à l'hérédité ou à toute autre influence morbide.

Il faudra attendre une période décennale, peut-être davantage, et réunir un nombre considérable d'observations pour pouvoir tirer des inductions pratiques d'une certaine importance. Nous nous bornons donc, quant à présent, à recueillir des faits, et nous nous efforcerons plus tard d'en déduire les enseignements que leur connaissance plus approfondie nous suggérera. Toutefois, sur ce nombre de 274 aveugles que nous avons relevé, et étant admises les cinq causes de cécité que nous avons établies, nous voyons que la cécité par ophthalmie purulente fournit le chiffre le plus élevé, 90 (ce qui ferait 32 0/0).

La cécité par irido-choroïdite vient en seconde ligne, 83 (ce qui ferait 30 0/0).

La cécité amaurotique en troisième, 53 (19 0/0).

La cécité traumatique en quatrième, 27 (9,8 0/0).

Enfin, la cécité par phthisie des globes oculaires à la suite d'opérations de la cataracte, vient en dernier lieu et fournit un total de 21 cas (7,6 0/0).

Ces résultats se trouvent à peu près d'accord avec les moyennes données par les auteurs qui se sont occupés de la question des causes de la cécité.

SECONDE PARTIE

Dans le courant de l'année 1874, nous avons eu à donner des soins à 1,895 malades parmi lesquels nous avons eu à opérer :

- 71 cas de dacryocystite.
- 59 — de larmoiement.
- 12 chalazions.
- 1 ectropion granuleux.
- 1 ectropion cicatriciel.
- 1 ptosis congénital.
- 3 opérations de Sœmish.
- 65 — de cataracte.
- 13 — de glaucome.
- 3 iridotomies.
- 8 énucléations.
- 41 iridectomies.
- 2 staphylome total de la cornée.
- 2 tatouages de la cornée.
- 1 kyste dermoïde.
- 1 kyste sébacé du grand angle de l'œil.
- 7 strabotomies.
- 3 abrasions de la conjonctive.

A la consultation de l'hospice, les malades sont divisés de façon à se présenter à nous par groupes de maladies déterminées.

Nous commençons par les malades affectés de maladies des voies lacrymales auxquels nous pratiquons le cathétérisme du canal lacrymo-nasal; en second lieu viennent les personnes atteintes de taies anciennes, d'ulcères atoniques, de kératites et conjonctivites phlyctéнulaires, etc., qui sont pansées uniformément à la pommade; en troisième lieu, les ophthalmies pansées au pinceau; puis les affections de la cornée, de l'iris, des membranes profondes, qui ont besoin de l'examen à l'éclairage oblique ou de l'examen ophthalmoscopique; enfin viennent les opérations.

C'est à peu près là l'ordre que nous suivrons

dans ce travail ; nous commencerons par faire le relevé numérique des affections diverses inscrites sur le registre, en nous arrêtant entre temps sur certains cas qui nous paraîtront intéressants et de nature à interrompre la monotonie fastidieuse du nombre. Nous nous efforcerons de rendre ainsi ce travail moins aride, et, s'il se peut, utile à parcourir pour ceux de nos confrères qui nous feront l'honneur de le lire.

I. Maladies des voies lacrymales.

1° *Dacryo-cystites.*

Dacryo-cystites sans tumeur apparente, 54.
id. avec tumeur lacrymale se vidant par les points lacrymaux, 5.
id. avec tumeur lacrymale irréductible, 2.
id. avec fistule établie, 4.
id. avec taies anciennes, leucome adhérent, suite de kérato-iritis, 6.

En tout 71, ayant affecté principalement des femmes.

Nous donnerons une seule observation sur ces soixante et onze, toutes présentant entre elles la plus grande analogie.

Observation. — Dacryocystite ancienne déjà traitée dans une clinique de la ville pendant plus de trois mois sans succès.

Mad. H..., de Puteaux, a déjà été opérée d'après le procédé de Bowman, indiqué dans tous les livres spéciaux et que nous avons décrit nous-même dans la *Gazette des Hôpitaux*, n° 124, année 1872.

Cette dame se plaint de larmoiement et surtout de sécrétion muco-purulente qui gonfle l'angle interne de l'œil droit. Elle a été sondée longtemps sans profit dans une clinique de la ville; cela tient à ce qu'on n'a pas pénétré dans le canal nasal par le point supérieur, mais bien par le point inférieur; or il n'est pas indifférent d'attaquer l'un ou l'autre de ces points. On peut dire que toutes les fois qu'il y a dacryocystite, il faut inciser le point supérieur et l'inférieur toutes les fois qu'il y a simplement larmoiement.

C'est ce que nous avons fait dans le cas actuel, et le résultat ne s'est pas fait longtemps attendre; il a suffi, en effet, de douze cathétérismes avec injection dans le canal, pour mettre fin à la sécrétion muco-purulente.

Il faut dire que ce n'est pas malheureusement là la règle, et on est obligé de convenir que cette affection est généralement beaucoup plus rebelle; quoi qu'il en soit, toutes les pratiques anciennes sont aujourd'hui à juste titre abandonnées et détrônées par la méthode physiologique; la destruction du sac, l'oblitération des conduits ne sont plus vantées ou pratiquées que par des chirurgiens qui ont fait leur siége depuis longtemps et dont l'esprit reste fermé à toute nouveauté; ce sont vraisemblablement les mêmes qui nient les merveilles dont l'anatomie pathologique est redevable au microscope et qui encore aujourd'hui prétendent faire de la clinique ophthalmologique sans se servir de l'ophthalmoscope. Nous n'entreprendrons pas d'agir sur ces esprits attardés, nous nous contenterons de les plaindre et surtout de plaindre leurs infortunés clients.

L'injection d'un liquide astringent, sulfate de zinc à 1/300 n'est pas toujours très-efficace. Cependant c'est le procédé qui donne les meilleurs résultats, surtout dans les cas de catarrhe chronique lié à une lésion des os propres du nez ; pour le faire, on introduit dans le conduit lacrymo-nasal une sonde creusée de Bowman que nous avons eu l'idée de faire garnir d'un mandrin ; avec cette modification d'apparence insignifiante, on est sûr de ne pas irriter ou déchirer la muqueuse boursoufflée et quelquefois fongueuse du sac. M. Mathieu a construit la première sur nos indications en janvier 1872, et depuis cette époque, nombre d'autres fabricants en ont fait de pareilles. Amour-propre d'auteur de côté, on a avec ce procédé simple un bien meilleur moyen d'arroser le canal nasal qu'avec la sonde dont les trous sont percés latéralement. Du reste, on la trouve aujourd'hui partout, ce qui en démontre bien l'utilité.

Dans les cas où la dacryo-cystite est accompagnée de fistule établie, il suffit de rétablir le cours normal des larmes pour voir celle-ci se réparer au bout de très-peu de jours sans la moindre application topique; de là la règle impérieuse de ne jamais ouvrir les tumeurs lacrymales ou les abcès du sac par la peau, mais bien par les voies naturelles.

2° *Larmoiement.*

Nous avons eu à traiter 28 cas de larmoiement simple :

3 avec atrésie du point inférieur.

12 ayant amené un ectropion de la paupière inférieure, guéri par le simple cathétérisme.

6 avec blépharite ciliaire uniquement causée par l'irritation des larmes sur le bord des paupières.

1 avec conjonctivite lacrymale.

3 avec carie des os propres du nez (la carie se rencontre beaucoup plus fréquemment avec la dacryo-cystite.)

6 avec éversion des points lacrymaux.

En tout, 59 cas de larmoiement, opérés tous par l'incision du point inférieur et du conduit lacrymal à l'aide du couteau de Weber, et sondés pendant un temps plus ou moins long, variant de trois semaines à trois mois, à l'aide des sondes de Bowman, sans jamais avoir recours à des numéros au-dessus de 4. Nous ne faisons jamais le cathétérisme forcé.

Nous nous trouvons beaucoup mieux, et les malades surtout, de l'usage des sondes des nos 2, 3 et 4. Celle-ci représente la dimension normale du calibre du canal nasal; il est donc inutile de dépasser cette limite naturelle; cela peut même devenir dangereux par la contusion de la muqueuse, qui se trouve alors serrée entre les os et la sonde. Dans tous les cas, la membrane muqueuse, après avoir été ainsi serrée, est exposée à une inflammation consécutive qui va tout à fait à l'encontre du désir du chirurgien.

Nous nous servons de sondes de Bowman, coupées en deux, c'est-à-dire qu'au lieu de porter un numéro de chaque côté, les sondes que nous employons sont moitié moins longues. De la sorte, elles n'exposent pas le malade à se heurter contre la moitié de la sonde qui fait corne sur son front lorsqu'on emploie les sondes ordinaires de Bowman.

Nous avons fait un fréquent usage de sondes en aluminium tout à fait légères, pouvant entrer dans le canal lacrymo-nasal et s'arrêter à l'angle interne par un petit rebord recourbé à droite pour l'œil droit, et à gauche pour l'œil gauche.

Nous laissons ces petites sondes à demeure pendant un ou deux jours, et le malade peut les enlever avec la plus grande facilité; elles ne sont nullement gênantes et nous ont rendu des services dans les dacryo-cystites, avec carie des os propres du nez. Le plomb serait encore un meilleur modificateur de ces surfaces bourgeonnantes et pourrait peut-être être appliqué sur les petites sondes en aluminium qu'on trouvera chez M. Mathieu.

II. Maladies des paupières

Nous avons observé 76 cas de blépharite dont :

3 seulement sans larmoiement.

12 avec larmoiement, comme cause unique de l'inflammation du bord libre des paupières.

1 par imperméabilité des points inférieurs.
35 avec eczéma limité aux paupières.
4 avec impétigo s'étendant au cuir chevelu.
9 avec ulcérations à la racine des cils.
9 sans excoriations sensibles.
3 avec callosités des bords.

Toutes les blépharites qui sont sous la dépendance d'une affection des voies lacrymales, guérissent par le rétablissement du cours normal des larmes, sans le secours des pommades.

Dans les blépharites avec eczéma ou impétigo, ou avec ulcérations, nous avons obtenu la guérison par l'emploi de cataplasmes de fécule de riz appliqués deux fois par jour, une ou deux heures, chaque fois, en employant concurremment un traitement général approprié : huile de foie de morue, arsenic, etc.; des lotions chaudes, puis des compresses trempées dans une solution de sous-acétate de plomb, 4 grammes pour 300 grammes, trois fois par jour.

Il ne faut pas craindre d'épiler les cils dès qu'on s'aperçoit qu'ils viennent au moindre tiraillement, car l'épilation est le véritable moyen de les conserver; on renouvelle cette épilation partielle tous les trois ou quatre jours; on touchera même les ulcérations avec un crayon effilé ou avec le pinceau imbibé de nitrate d'argent, et on saturera aussitôt avec l'eau salée.

Dans beaucoup de cas, en effet, la maladie débute par le follicule pileux, et c'est alors qu'il devient indispensable d'épiler soigneusement et de surveiller la direction des jeunes cils qui repoussent à la place de ceux qu'on a enlevés, ou bien de travers, ce qui donne lieu, dans ces cas, au trichiasis.

Dès que les ulcérations se réparent, on remplace les compresses par la pommade suivante qu'on applique le soir en se couchant, et qu'on enlève bien, le lendemain, à l'eau très-chaude.

Bi-oxyde de mercure hydraté. .	0,05
Sous-acétate de plomb liquide. .	10 gouttes.
Huile d'amandes douces.	1 gramme.
Axonge ou cold-cream.	4 —

Dans les cas où le bord des paupières est recouvert d'épiderme résistant, on se trouvera bien de la pommade suivante, désignée par M. de Wecker sous le nom de pommade *antiblépharitique*, que le professeur Hébra, de Vienne, emploie dans les affections eczémateuses avec beaucoup de succès, et dont voici la formule :

Emplâtre de plomb simple.	āā 30 grammes.
Huile de lin.	
Baume du Pérou	1 gr. 20.

On recouvrira des rondelles de toile d'une couche de cette pommade; on les appliquera le soir sur les paupières fermées, et on nettoiera le lendemain avec de l'eau très-chaude.

Nous avons observé : 1 cas d'ectropion paralytique ; 1 cas d'entropion suite de granulations; 1 ectropion cicatriciel, suite de brûlure; 12 cas de chalazions, opérés et guéris par énucléation ou excision, avec suture et sans cautérisation ; 1 cas de ptosis congénital; 3 cas d'abcès des paupières ou inflammation du tissu cellulaire sous-palpébral, dont deux présentaient, à leur arrivée à la consultation, un gonflement énorme de la paupière, avec occlusion complète de la fente palpébrale, et une sensation bien manifeste de fluctuation; un coup de bistouri, donné parallèlement au bord du sourcil et au-dessous de celui-ci, à son arc externe, donna à un issue flot de pus phlegmoneux et les suites furent des plus favorables. Le troisième présentait un œdème très-dur de la paupière, avec rougeur, chaleur et douleur intolérable, impossibilité d'entr'ouvrir la paupière. Une sensation de fluctuation profonde, bien que peu appréciable, nous détermina à enfoncer le bistouri dans la profondeur de l'orbite, parallèlement à la paroi supérieure, et ce n'est qu'après avoir enfoncé de plus de trois centimètres le bistouri, que nous eûmes la satisfaction de voir sortir du pus épais, qui s'écoula même en assez grande quantité, à mesure que nous agrandissions l'incision, à partir de son fond, en retirant le bistouri.

Après cette incision, qui fut très-douloureuse, le malade, homme âgé de 27 ans, très-robuste, sans antécédents, pouvant faire croire à une carie osseuse, put rentrer chez lui et se présenter de nouveau le lendemain à la consultation; la résolution marcha rapidement et l'œil commença à se rouvrir dès le lendemain; au bout de huit jours il n'y avait plus même de suintement et tout était fini.

De ces trois *abcès*, aucun n'a pu être rapporté aux causes habituelles.

L'entropion de la paupière supérieure, survenu à la suite d'une ophthalmie granuleuse fortement cautérisée à l'hôpital Sainte-Eugénie, a été opéré par l'excision d'un lambeau de peau de la paupière supérieure et l'application de deux sutures, à la manière de Gaillard de Poitiers.

C'est une opération douloureuse, mais qui donne d'excellents résultats, lorsque les cartilages tarses ne sont pas trop déformés, et que l'entropion est encore peu développé.

L'ectropion cicatriciel était sur l'œil gauche d'un enfant de deux ans et demi, qui avait été brûlé depuis plus d'une année. Le bord de la paupière inférieure ne se reconnaissait plus, la joue était convertie en tissu de cicatrice; l'enfant ne pouvait fermer son œil, dont les larmes s'écoulaient par la conjonctive étalée sur la région malaire et confondue avec la cicatrice.

L'enfant étant endormi, j'ai fait une incision au niveau supposé du bord de la paupière inférieure, qu'on pouvait reconnaître à quelques cils à peine visibles et à quelques orifices des glandes de Meibomius. J'ai disséqué ce bord que j'ai détaché dans une étendue, en hauteur, de plus d'un centimètre du bord opposé. J'ai disséqué également celui-ci pour permettre le relèvement et le glissement des tissus, après quoi j'ai passé dans le cul-de-sac conjonctival deux sutures de Snellen, que j'ai fait ressortir, d'après l'ingénieux procédé de ce chirurgien, en dehors, sur la région sous-orbitaire; l'anse retenue dans le cul-de-sac et les deux chefs serrés sur la région malaire par l'intermédiaire d'un morceau de cuir roulé et appliqué sur la peau dénudée.

J'ai placé le second fil à la partie externe du cul-de-sac, et en serrant alors, le bord palpébral se rouvait suffisamment remonté pour permettre l'occlusion de l'œil; la conjonctive faisait cependant un boursouflement entre les anses.

Pansement à la glycérine, et dès le quatrième jour, en enlevant les sutures, je déposai sur les parties en suppuration quelques îlots d'épiderme, à la manière de Reverdin. Je recommençai le lendemain, et, au bout de douze jours, l'enfant qui criait et se débattait à chaque pansement, de manière à diminuer singulièrement les effets de l'opération, l'enfant, dis-je, pouvait fermer son œil à peu près complétement; dans tous les cas, la physionomie hideuse d'avant l'opération avait totalement disparu. L'enfant, reparti pour la province, n'a pas été revu au moment où ce relevé a été fait.

Le cas de ptosis congénital a été observé sur un jeune homme de 21 ans, *réformé* à cause de cette chute de la paupière qui, du côté gauche, voile complétement la pupille. Les efforts les plus énergiques de contraction du releveur et du frontal n'arrivent pas à dégager la pupille. L'occlusion se fait sans énergie aucune, les orbiculaires à droite, et surtout à gauche, sont en état de parésie et en partie atrophiés.

L'opération a consisté dans la section en feuille de myrthe d'un grand lambeau de peau disséquée depuis 3 millimètres du sourcil jusqu'à 5 à peu près du bord palpébral. La peau *toute seule* a été enlevée; quatre sutures ont été appliquées et serrées de manière à permettre l'occlusion à peu près complète. Quand l'œil est ouvert, la paupière n'est guère plus relevée que celle du côté droit, la vision est parfaite et le malade très-content.

La cicatrisation s'est faite régulièrement avec très-peu d'œdème palpébral; les sutures ont été enlevées le sixième jour et le pansement fait à l'eau froide.

Nous avons encore observé, comme maladies des paupières, 1 cas de végétation verruqueuse du bord libre de la paupière inférieure, que nous avons enlevé d'un coup de ciseau ; 2 cas de trichiasis ; 2 cas d'orgeolet ; 1 cas de calcul d'une glande de Meibomius ; 1 cas de cancroïde de la paupière inférieure ; enfin 3 cas de corps étranger de la paupière supérieure. Nous dirons à propos de ces derniers, qu'il faut toujours avoir soin de retourner la paupière lorsque quelqu'un se plaint de sentir rouler comme un gravier sur la cornée et quand celle-ci ne présente aucune trace de corps étranger, on trouvera celui-ci et on l'extraira très-facilement, au grand avantage de celui qui en est atteint et qui a vainement consulté un pharmacien et même quelquefois un médecin.

III. Maladies de la conjonctive.

1° *Catarrhe conjonctival* 220 *cas.*

Tous traités par le même procédé et guéris dans l'espace de huit jours à trois semaines.

Les paupières étant rétournées, un pinceau est trempé dans une solution à 1/60 de nitrate d'argent et passé sur la conjonctive palpébrale ; aussitôt après on le plonge dans une solution salée et on le promène sur les parties touchées pour saturer le caustique, puis deux ou trois fois dans de l'eau courante, de façon à bien laver les parties qui ont été touchées.

Ce procédé est également employé dans les conjonctivites purulentes simples, blennorrhagiques, ou même pseudo-membraneuses, de même que pour les ophthalmies granuleuses ; pour ces dernières seules le collyre varie.

1 cas de conjonctivite par brûlure avec de l'a-

cide acétique, guéri par les applications de compresses froides.

3 cas de conjonctivite avec eczéma des paupières.

2° *Pustules conjonctivales et kerato-conjonctivales* : 90 *cas.*

Tous traités par l'introduction entre les paupières d'une sonde dont l'extrémité est chargée d'une petite quantité de pommade au précipité jaune :

Précipité jaune (bioxide de mercure hydraté obtenu par précipitation). . . . . 1 gramme
Coldcream sans huile volatile . . . . . . 8 —

Cette pommade très-énergique ne doit être laissée entre les paupières *qu'une minute ou deux et ensuite* soigneusement enlevée avec une compresse trempée, de façon à n'en pas laisser dans le cul-de-sac conjonctival. Si on ne prenait pas cette précaution, la pommade déterminerait une eschare dans le point où elle aurait séjourné.

Sous l'influence de cette vive irritation, les ophthalmies phlycténulaires guérissent avec une grande rapidité.

On peut la remplacer par le calomel en insufflation qu'on peut laisser faire aux parents lorsque les enfants ne peuvent venir régulièrement à la consultation.

3° *Ophthalmie purulente simple* : 35 *cas.*
Ophthalmie blennorrhagique : 1 *cas.*
Ophthalmie purulente pseudo-membraneuse : 7 *cas.*
Ophthalmie purulente chronique : 2 *cas*

Toutes ces ophthalmies ont été soignées uniformément ; les unes ont guéri par le pansement déjà indiqué dans l'espace de trois à cinq semaines ; d'autres ont été suivies de granulations palpébrales ; d'autres enfin venues à la consultation avec la cornée déjà ulcérée, se sont terminées par perforation, 2.

Dans les cas où le chémosis était considérable et l'œdème des paupières dur, il a fallu faire après le pansement des scarifications sur les paupières ; faire appliquer dans la journée par les parents des compresses glacées, et par-dessus tout veiller à la propreté, par les lavages fréquents et les injections d'eau légèrement alcoolisée ou même pure.

Sauf les deux cas mentionnés, où on nous a apporté les enfants avec des ulcérations déjà avancées de la cornée, nous avons eu la satisfaction de voir ces affections si graves se terminer par la guérison. — C'est qu'en effet les ophthalmies purulentes qui ne sont pas encore accompagnées d'ulcération ou de chémosis ayant déjà obscurci la cornée, peuvent être guéries complétement par un traitement bien dirigé. On peut en garantir la guérison, si on est secondé par des parents même peu intelligents.

Lorsque déjà la cornée est en partie opacifiée ou même ulcérée, le pronostic est nécessairement beaucoup plus grave ; mais même dans ces cas, en employant, après le pansement indiqué, les instillations de collyre de sulfate neutre d'atropine à 0,05 pour 10 gr. d'eau distillée, on peut dans bien des cas prévenir les perforations et tout au moins en atténuer les effets, par l'usage du bandeau compressif, si une perforation est désormais inévitable.

Combien hélas ! sont différents les résultats obtenus dans les hôpitaux d'enfants et dans les salles réservées au dépôt de la préfecture de police à ceux de ces petits malheureux que l'abandon de leurs parents y a fait conduire !

Il ne se passe pas de semaine où nous n'ayons à constater des faits du genre de celui-ci : un jeune ménage tombe malade, le père est dirigé sur un hôpital, la mère sur un autre; les enfants, jusque-là bien portants, sont conduits au dépôt; là ils ne tardent pas à contracter une ophthalmie contagieuse; on les soigne par des procédés anciens, c'est-à-dire qu'on ne retourne pas les paupières; on se borne à instiller des gouttes de collyre au nitrate d'argent entre ces voiles membraneux, ou même on touche avec le crayon mitigé la conjonctive palpébrale ou la conjonctive bulbaire et quelquefois la cornée; ces malheureux enfants se débattent, ils résistent de toute leur force, et comme on ne prend pas la précaution de les faire coucher devant soi de manière à leur tenir la tête serrée entre les jambes, il arrive alors qu'on touche *ce qu'on peut*, sans s'être rendu compte de l'état de la cornée.

Que peut-il résulter de l'emploi de ce traitement intempestif et absolument irrationnel? La cornée dont la nutrition était déjà très-gênée par le véritable étranglement que le chémosis occasionne à son pourtour, tombe rapidement en sphacèle et delà les perforations, les leucomes, les staphylomes compagnons inséparables de la terminaison de ces ophthalmies mal soignées.

Après avoir constaté de si nombreux et de si cruels exemples, il est de notre devoir de déclarer que cette manière de donner des soins est une véritable calamité pour de pauvres enfants qui, plus que d'autres, puisqu'ils sont condamnés au travail à perpétuité, auraient besoin qu'un traitement bien entendu leur évitât une pareille terminaison. Or nous avons affirmé et prouvé par des faits, que c'était non-seulement possible mais facile. Il suffirait pour cela d'adopter le mode de pansement que nous avons décrit et qui est suivi du reste dans les bonnes cliniques de la ville; nous ajouterons qu'on emploierait moins de temps pour bien faire que pour suivre les errements en usage.

4° Ophthalmies granuleuses : 67 cas.

Granulations palpébrales chroniques 17.
Granulations chroniques avec pannus 32.
Granulations aigues 14.
Xérophthalmie double 1.
Granulations avec staphylome de la cornée 2.
Granulations avec kératocone.

Les granulations palpébrales et cornéennes qui suivent si souvent l'ophthalmie purulente, et qui dans d'autres cas se montrent d'emblée sur une paupière seulement (la supérieure), quelquefois même sans que le malade s'en aperçoive pour ainsi dire, sont traitées par le même procédé, en employant une solution de :

Sous-acétate de plomb.	āā parties égales.
Eau distillée.	

neutralisée immédiatement avec de l'eau ordinaire.

Les granulations ne doivent pas être touchées avec des caustiques, tels que nitrate d'argent, ou sulfate de cuivre et il y a à cela un intérêt capital.

En effet, les granulations devant disparaître sous l'influence d'un travail inflammatoire qui en facilite la résorption, laisseront toujours comme vestige une perte de substance en rapport avec le degré d'inflammation que l'on aura provoquée. Or il importe de rendre cette perte de substance le moins considérable possible, attendu qu'elle expose aux déformations des cartilages tarses et que, par la rétraction qui s'opère sur la conjonctive du cul-de-sac, on verra inévitablement se produire des complications toujours sérieuses, telles que trichiasis, ectropion ou entropion, trachome, qui nécessiteront à leur tour des opérations.

Dans plusieurs cas d'opthalmie granuleuse avec

pannus charnu des deux cornées, nous avons employé avec succès le mélange suivant préconisé dans ces derniers temps.

Huile de térébenthine. . . . . 10 grammes
Huile d'olives . . . . 8 —
Une goutte par jour.

Dans quelques cas ce mélange n'a pu être supporté.

C'est pourtant un collyre à essayer dans les cas où le traitement habituel n'a pas réussi, ainsi que nous l'avons fait chez un jeune homme dont la vue était totalement perdue par suite du pannus qui recouvrait entièrement les deux cornées.

Les yeux de ce malade étaient entièrement charnus ; on ne voyait nulle trace de la sclérotique, tant la conjonctive bulbaire était épaissie et hypertrophiée. Le traitement ordinaire n'amenait aucune amélioration notable, tandis que le mélange cidessus a produit l'éclaircissement de la cornée des deux côtés, en moins de trois semaines.

Lorsqu'on a affaire à un pannus granuleux que le traitement a été impuissant à modifier, il reste un moyen rationnel et physiologique d'éclaircir la cornée devenue pour ainsi dire charnue, c'est l'abrasion, c'est-à-dire la section d'un lambeau de 8 à 10 millimètres de largeur de conjonctive, tout autour de la cornée.

Pour se rendre compte de la manière dont agit cette péritomie, il suffit de connaître la pathogénie du pannus de la cornée ; et d'abord nous rappellerons brièvement la structure de la cornée. Celle-ci se compose 1° d'une couche épithéliale (épaisse) qui est la continuation de l'épithélium de la conjonctive; 2° d'une membrane vitreuse peu épaisse connue sous le nom de membrane de Bowman ; 3° de la substance propre de la cornée ; 4° de la membrane vitreuse de Descemet, qui est très-épaisse ; 5° d'une couche épithéliale peu épaisse.

Le pannus au début est formé par une prolifération ou migration de cellules lymphoïdes, qui s'amassent surtout à la périphérie de la cornée, de façon à ne présenter que leur moindre épaisseur au niveau du sommet de cette membrane. Ces masses de cellules ne renferment aucune trace de tissu fibrillaire et ont tendance à pénétrer dans l'épaisseur même de la membrane vitreuse; plus tard se montrent des cellules fibreuses, et lorsque le pannus est tout à fait formé, il est facile d'apercevoir des vaisseaux nombreux qui contribuent à en augmenter le développement.

Or, puisqu'il est incontestable que les cellules épithélíales sont de même nature que celles de la conjonctive, il devient tout naturel d'opposer à cette terrible maladie le traitement dont nous venons de parler puisqu'on interrompt ainsi par du tissu cicatriciel, la continuité entre l'épithélium conjonctival et l'épithélium cornéen dont le pannus est une véritable hypertrophie.

Nous avons appliqué dans trois cas ce traitement que Furnari a le premier mis en usage.

L'éclaircissement de la cornée ne se produit guère qu'au bout de six à huit semaines, et il n'est pas rare de voir survenir des petits abcès de la cornée, avec tendance au sphacèle, lorsque la destruction des vaisseaux a été complète; nous l'avons noté une fois sur ces trois abrasions. Du reste la réparation s'est faite et la cornée s'est éclaircie.

C'est un moyen extrême qu'il ne faut pas craindre d'appliquer à cette terrible maladie.

IV. Maladies de la cornée.

Abcès du centre, abcès multiples, 99 cas.
Ulcères 45 ;
Ulcère neuro-paralytique 1, que nous avons ob-

servé chez un jeune homme de 26 ans à la suite d'une fièvre typhoïde.

Ulcère de la cornée à la suite d'une paralysie de l'orbiculaire (femme de 49 ans). 1 cas.

Abcès dans les lames de la cornée, avec ulcère en coup d'ongle de 6 millim. d'étendue — (paracentèse incision de Sœmish). 1 cas.

Kératite à hypopion, 6 cas, dont 2 avec ulcus serpens, traités par l'opération de Sœmish et 4 cas guéris par des fomentations chaudes et des instillations fréquentes de collyre d'atropine.

Kératite pustuleuse, 5 cas.

Toutes les formes d'inflammation de la cornée, depuis la desquamation épithéliale la plus légère jusqu'à l'opacification des lames de la cornée, sont soignées d'une manière générale d'après le même principe, les mêmes règles et sauf indications nouvelles, se trouvent toujours améliorées ou même guéries avec le temps par l'emploi du collyre au sulfate neutre d'atropine, les fomentations chaudes et aromatiques, le sulfate de quinine, etc... *Proscription absolue* de tout collyre métallique dès que la cornée est atteinte, tel est le principe qui domine la thérapeutique des affections de la cornée.

Il convient donc de bien examiner l'état de cette membrane avant de donner à tout venant, ainsi qu'on a malheureusement coutume de le faire, un collyre au sulfate de zinc, ou au nitrate d'argent, auquel on ajoute tantôt du laudanum, tantôt du sulfate d'atropine, du borax, du sulfate d'alumine, etc...

Il nous semble que la fécondité de Récamier, dont les trente six tisanes sont devenues légendaires, a fait de trop nombreux prosélytes parmi les médecins qui ordonnent des collyres. Dans les affections de la cornée il ne faut pas trente-six collyres, un seul est suffisant, c'est l'atropine. Mais il ne doit être employé qu'à bon escient, c'est-à-dire quand la cornée est réellement malade ; un moyen souvent indispensable dans les affections légères, consiste à examiner celle-ci avec une loupe à l'éclairage latéral.

L'emploi du collyre d'atropine est fort désagréable en ce qu'une seule goutte paralyse pour plusieurs jours la faculté d'accommodation ; aussi les malades ne manqueront pas dans bien des cas d'accuser le médecin qu'il ont consulté, de leur avoir tout au moins fait perdre la vue avec leur collyre ; il sera donc bon de les prévenir de cet effet du collyre.

Nous ne saurions trop insister sur la nécessité de faire un examen sérieux de la cornée, avant d'ordonner un collyre métallique, même le plus inoffensif. Qu'arrive-t-il en effet en pareil cas?

Si la cornée est privée de son épithélium, le collyre au nitrate d'argent, par exemple, se décomposant au contact des larmes, se fixera à l'état de chlorure d'argent insoluble et exposera le malade à conserver, plus tard une taie métallique, tandis que sans ce malencontreux collyre, et avec de simples applications d'eau chaude, il eût guéri souvent sans conserver de traces de son inflammation. Il faut bien se rappeler que tous les collyres métalliques exposent au même danger, afin de les réserver pour les cas où la cornée est protégée par son épithélium. Les affections de la cornée sont toujours chose sérieuse et demandent à être traitées avec le plus grand soin, attendu que si le tissu qui répare la perte de substance n'est pas comme le tissu cornéen absolument transparent, la place de l'abcès sera occupée par une taie ; or que faut-il pour hâter la résorption des cellules mortifiées et la prolifération de nouvelles cellules? Assurément ni l'eau froide ni les caustiques mais bien plutôt les applications chaudes, l'atropine qui diminue la tension intra-oculaire, le sulfate de quinine qui agit sur le système circulatoire, etc.

Tels sont, en effet, les moyens qui donnent les meilleurs résultats dans le traitement de ces affections si communes et dont il importe tant, pour l'avenir de ceux qui en sont atteints, d'obtenir la guérison complète.

Il va sans dire que le traitement général devra être dirigé concurremment contre ces formes qui, comme la kératite parenchymateuse, ne sont qu'une manifestation locale d'un état général, dont on trouvera la plupart du temps un symptôme caractéristique dans l'état des dents, privées en partie de leur émail. (Dents de Hutchinson).

Quant aux ulcères à forme serpigineuse, si on ne leur oppose pas au plus vite un traitement énergique, la cornée ne tarde pas à se perforer et dans cette perforation elle peut livrer passage au cristallin ou tout au moins dans cette projection en avant la capsule contracte des adhérences avec l'iris; la cornée de son côté en contracte également, de telle sorte que derrière le leucome qui résulte de la perforation, on trouve des synéchies qui rendent souvent fort difficile l'opération de l'iridectomie, devenue cependant la seule ressource dans ces cas malheureux.

Nous avons, dans trois des cas ci-dessus mentionnés, pratiqué l'opération de Sœmish. La première fois sur un paysan de Montereau, chez lequel il y avait une kérato-iritis. L'incision de l'ulcère amena la réparation de la perte de substance; il fallut néanmoins, après trois semaines, pratiquer une iridectomie, laquelle mit très-rapidement fin aux phénomènes inflammatoires qui avaient persisté sur l'iris, malgré la réparation de l'ulcère de la cornée.

Dans le second cas, M. D. arrive à la consultation le 7 février; il avait une ulcération comprenant plus d'un tiers de la cornée en haut et en dedans; un hypopyon remplissait la chambre antérieure; il n'y avait aucune perception lumineuse. L'incision de l'ulcère fut faite le matin, et à partir de ce moment, les douleurs cessèrent complètement, elles étaient insupportables depuis huit jours. La réparation de la partie mortifiée a commencé dès le troisième jour et s'est continuée régulièrement. Le malade n'a pas cessé d'instiller des gouttes de collyre d'atropine, douze par jour, et de faire des fomentations de camomille chaude. Il est parti chez lui au bout de quinze jours et revenu le 9 mai. Je lui ai pratiqué ce jour-là une pupille artificielle en bas, dans le point ou s'était réformée une partie de la chambre antérieure. Le malade est retourné chez lui, et a pu reprendre ses occupations.

Dans le troisième cas il s'agit également d'un paysan — les ouvriers des champs sont très-exposés à ces formes de cornéite suppurative avec tendance à l'ulcération et le meilleur traitement et le plus rapide, ce qui n'est pas indifférent, consiste à *fendre l'ulcère dans toute son étendue en pénétrant dans le tissu sain de la cornée et ressortant également dans le tissu sain, en ayant soin que l'incision comprenne le fond de l'ulcère.*

Il est clair que cette opération réussira d'autant mieux, que l'ulcère embrassera une étendue moins considérable. Il devient impossible d'éviter une synéchie antérieure, lorsque l'ulcération égale en étendue le rayon de la cornée.

Pour exécuter cette opération, on fera bien d'endormir le malade, attendu qu'elle est très-douloureuse, et qu'on s'expose à le voir se jeter sur le bistouri au moment de la ponction.

Pour pratiquer cette opération, mise en honneur par Sœmish, on se sert du couteau de Græfe qu'on enfonce dans l'épaisseur de la cornée de manière à manœuvrer dans la chambre antérieure et à ressortir dans le tissu sain.

Après cela on entretient une fistule cornéenne en passant un petit stylet tous les jours, pendant une huitaine à travers l'incision. De cette façon le pus se vide mieux et la cicatrice qui en résulte est à peu près linéaire.

Chez notre troisième malade, qui était depuis trois

semaines en traitement dans une clinique de la ville, l'incision a favorisé la réparation qui s'est faite cependant lentement; mais les douleurs, jusque-là très-violentes malgré le sulfate de quinine, les injections hypodermiques et le collyre d'atropine, qu'on avait mis en usage, ont cessé complètement, et au bout de trois semaines il a pu sortir avec un leucome périphérique circonscrit, sans adhérence et ne gênant nullement la vision.

Ce sont là évidemment de bons résultats, si on songe à la gravité de ces affections soignées par les procédés ordinaires.

2° *Corps étrangers de la cornée.*

Il s'est présenté 97 cas d'implantation dans la cornée de fragments d'acier, de cuivre, de pierre qui ont été enlevées avec l'aiguille.

4 étaient logés sous la conjonctive et ont présenté une plus grande difficulté d'extraction, à cause du sang qui cache le corps étranger au moindre contact de l'aiguille avec cette muqueuse. Aussi fera-t-on bien, pour tous les cas de corps étranger dans lesquels l'extraction présente quelque difficulté, d'introduire l'écarteur à ressort et de fixer l'œil avec la pince; de cette facon on procède rapidement et sûrement.

4 étaient situés sur la conjonctive de la paupière supérieure, grattaient l'œil depuis plusieurs jours et avaient été méconnus; on avait employé des collyres pour combattre la prétendue conjonctivite; il a suffi de retourner la paupière pour voir le corps étranger et l'extraire avec la plus grande facilité.

3° *Plaies pénétrantes de la cornée*

Nous avons eu 9 cas de perforation de la cornée.

Le 3 février M. L. déjà privé de son œil gauche, dont l'acuité $S = \frac{1}{10}$ seulement, depuis son enfance, a été conduit à la consultation. — Il s'était fait la veille une perforation de la cornée avec une fourchette à découper qu avait déterminé une procidence de l'iris.

Un dépôt plastique s'était déjà formé sur la capsule dans toute la partie correspondant à la pupille, aussi l'éclairage latéral pas plus que l'éclairage direct ne permettaient de voir les désordres des milieux de l'œil. Mais il se traduisaient par l'abolition complète de la fonction. Il n'y avait qu'une perception vague et quantitative de lumière.

Le traitement consista en onctions résolutives d'onguent napolitain belladoné sur la région sus-orbitaire, calomel à l'intérieur à dose refractée, atropine, fomentations chaudes de camomille et pavot, compression méthodique avec la bande de flanelle et un coussinet d'ouate.

Sous l'influence de ce traitement on vit de jour en jour le dépôt plastique disparaître si bien que le 12 il n'en restait plus de traces, le 13, on voyait de très-larges flocons dans le corps vitré, voilant encore la papille;

L'éclairage latéral montre une *opacité circonscrite* au point où le cristallin a été embroché et le corps vitré déchiré par la dent de la fourchette.

Tous ces désordres avaient complètement disparu au milieu du mois d'avril. Le malade est parti à la campagne et nous avons dû lui écrire pour le prier de revenir afin de constater l'état de sa vision. Une fièvre le retenait loin de Paris, mais il disait que son œil voyait comme avant son accident ou à peu près, ce dont nous nous sommes en effet assuré à son retour.

Le deuxième concerne un ouvrier qui venait de recevoir un copeau d'acier dans l'œil gauche, il s'était fait une plaie cornéenne intéressant aussi la sclérotique dans une étendue de deux millimètres environ.

La hernie de l'iris qui en était résultée fut réduite avec un stylet, maintenue par l'instillation d'un collyre à l'ésérine aidé de la compression méthodique. Malgré la recommandation expresse qui lui était faite de revenir le lendemain, ce malade resta huit jours sans se présenter à la consultation et la hernie de l'iris s'était en partie refaite, du moins il y avait une synéchie antérieure lorsque nous le revîmes.

Le troisième concerne un enfant de 12 ans qui avait subi une section fort nette de la cornée et de l'iris par un morceau de porcelaine. — Il s'est présenté avec une hernie de l'iris et une synéchie antérieure très-considérable. Le collyre d'atropine a réduit la hernie et fait disparaître à peu près complétement la synéchie. Nous avons de préférence employé l'atropine à l'ésérine, d'abord parce que celle-ci est toujours plus irritante que la première et aussi parce que nous avons pensé que l'action de l'atropine sur les fibres circulaires ne pouvait qu'être favorable à la réduction de la hernie. C'est en effet ce qui est arrivé, car au bout de douze jours l'enfant était complètement guéri et avait conservé seulement une cicatrice linéaire de la plaie cornéenne et une faible synéchie périphérique.

Le quatrième est relatif à un fontainier qui s'est présenté à nous avec un corps étranger implanté sur la capsule, sans qu'on pût voir le point d'entrée sur la cornée.

Le cinquième est un galvaniseur dont l'œil a été perforé jusqu'à la capsule inclusivement avec procidence de l'iris.

Le sixième est un enfant de sept ans qui, en jouant, a reçu la plume d'un camarade dans l'œil; il s'est fait une hernie de l'iris, et sa mère nous le conduit seulement au bout de huit jours, alors qu'il n'y a aucune perception lumineuse.

Le septième est une femme qui s'est jetée sur le bout de son parapluie et s'est fait une section périphérique de la cornée à travers laquelle l'iris est sorti et ne se trouve plus recouvert que par la conjonctive, L'excision a été pratiquée et la malade après cette iridectomie a cessé de souffrir.

On peut voir par ces quelques cas et nous pouvons affirmer après en avoir observé un très-grand nombre d'autres, que la pénétration de corps étrangers dans l'œil, même lorsqu'elle se présente avec les plus terribles complications (perte de la vision), peut selon la partie atteinte, se terminer très-favorablement, alors même qu'on aurait pu porter un pronostic très-fâcheux; dans d'autres cas par contre, la plus insignifiante blessure sera suivie d'accidents formidables et l'on devra s'estimer bien heureux si on s'en tire avec une cataracte seulement. C'est qu'en effet il y a une région dans laquelle les moindres blessures sont suivies fatalement de complications graves et toujours douloureuses, c'est la région de la zonule. Quelle soit atteinte et la cyclite avec toutes ses conséquences suivra le traumatisme.

4° *Taies anciennes et leucomes.*

94 cas de taies anciennes, suite d'ophthalmie purulente ou de kératite.

Sur ces 94, treize au moins sont occasionnées par des dépôts métalliques (nitrate d'argent).

Toutes les fois que la cornée est prise, si légère que soit la desquamation épithéliale et à plus forte raison s'il y a un ulcère dont le fond ne soit pas encore recouvert de cellules épithéliales, il faut s'abstenir de l'emploi de collyres métalliques, plomb, zinc, nitrate d'argent, attendu que ceux-ci se fixent dans le tissu propre de la cornée et ne disparaissent plus. Nous traitons les taies de la cornée par le procédé que nous avons indiqué à propos des pustules conjonctivales;

4 sont avec facettes de la cornée.

2 avec très-fort astigmatisme irrégulier.

Leucomes adhérents, 22 cas survenus à la suite d'ophthalmie purulente.

5° *Kérato-iritis*, 6 cas (*tous avec dacryocystite ou larmoiement ancien.*)

Ces formes d'ophthalmie antérieure, revêtant un caractère grave, puisqu'elles se terminent quelquefois par perforation de la cornée, et qu'elles exposent souvent à la formation d'abcès dans la chambre antérieure, guérissent rarement sans laisser des synéchies postérieures qui exposent toujours à des récidives.

Nous croyons qu'elles tiennent, neuf fois sur dix, à une affection des voies lacrymales, et nous puisons notre conviction dans la guérison, relativement rapide, de ces kérato-iritis, lorsque le cours normal des larmes a été d'abord rétabli. Toutes les fois que nous avons observé cette maladie chez des personnes qui, par pusillanimité, ont refusé la petite opération que réclame le rétablissement du cours des larmes, le traitement a été impuissant à prévenir des désordres graves, quelque activement, du reste, qu'il fût poursuivi. Au contraire, après l'opération de la dacryocystite lorsqu'elle existe, ou la simple incision du point lacrymal inférieur, lorsqu'il y a seulement larmoiement, et le cathétérisme pratiqué plus ou moins longtemps, suivant l'état de rétrécissement des voies lacrymales, les applications chaudes et le collyre d'atropine amènent très-rapidement une amélioration et la guérison.

Sur les six cas relevés de kérato-iritis, il y avait constamment une obstruction des voies lacrymales, nous sommes donc fondé à voir là un lien étroit de cause à effet, et non point seulement une coïncidence, comme le pensent quelques chirurgiens, plus sceptiques à l'endroit de certains points de pratique de leurs confrères, qu'en ce qui les concerne eux-mêmes dans la pratique de leur art, et nous ajoutons, fort heureusement pour leurs malades.

Nous estimons, à l'encontre de ces chirurgiens, que les larmes, par leur séjour prolongé sur le globe de l'œil, exercent une influence des plus nuisibles sur la cornée. Tous les jours, cette opinion prend, chez nous, plus de consistance, tant le nombre est grand de taies, de leucomes adhérents, d'iritis anciennes, d'irido-choroïdites et de phthisies du globe de l'œil, se rencontrant chez des personnes atteintes de dacryocystite méconnue. Il en résulte qu'on devra porter toute son attention sur l'état des voies lacrymales, dès qu'on aura affaire à une affection de la cornée mais surtout avant de pratiquer une opération de cataracte.

6° *Kératites parenchymateuses.* 14 *cas.*

Cette affection assez commune chez les enfants et les jeunes gens ou jeunes filles, dont la santé générale est en souffrance, doit être bien connue des praticiens, s'ils ne veulent s'exposer à faire suivre un traitement intempestif aux malades qui en sont atteints.

Pour arriver à guérir cette affection qui revêt dans bien des cas une forme si grave, il convient d'insister particulièrement sur le traitement tonique général, sur les instillations de collyre d'atropine et les fomentations chaudes. On fera porter des lunettes bleues, et on s'abstiendra, par-dessus tout, de pommades ou de collyres irritants.

Il faut faciliter, par les moyens convenables, la réparation des cellules propres de la cornée qui, ayant subi, ou devant subir la dégénérescence graisseuse, doivent être remplacées par des cellules de nouvelle formation. — Il faut, en outre, savoir que cette affection est d'une très-longue durée, et que, lorsqu'un œil a été pris d'abord, l'autre ne tarde pas à se prendre lui-même ; souvent, les deux le sont en même temps, de sorte que les pauvres enfants sont aveugles pendant un temps plus ou moins long; la durée de cette affection est toujours de plusieurs mois, six mois, souvent davantage; voilà ce qu'il faut bien savoir pour ne pas se laisser influencer par l'impatience des parents, qui pourraient trouver le temps long, et croire que la maladie n'est pas bien soignée par les moyens mis en usage. Dans cette maladie, la cornée se prend par plaques, et tour à tour, de sorte qu'avant que tous les secteurs aient été atteints et se soient réparés, il faut un temps naturellement fort long; quelquefois, la cornée est épaissie et soulevée en cône blanchâtre, comme si elle allait se perforer, et cependant, malgré l'aspect si alarmant que prend cette membrane, dans les diverses phases de cette évolution si lente, on peut espérer une guérison complète, si on s'en tient au traitement rationnel que nous avons indiqué.

Quelquefois la rougeur périkératique existe à peine, d'autres fois, au contraire, cette rougeur afecte une teinte presque violacée, et cette vascularisation est un bien, car c'est par elle que seront reprises les cellules déjà mortifiées, et que le tissu transparent de nouvelle formation redonnera à la cornée l'aspect brillant qu'elle avait auparavant. Il faut donc favoriser, dans une certaine mesure, cette vascularisation, à l'aide de fomentations chaudes. Ce n'est qu'avec la plus grande réserve qu'il faudra essayer, vers la fin de la maladie, des poudres et pommades excitantes, sans quoi on n'éviterait pas la formation de taies, soit à la surface, soit dans l'épaisseur même de la cornée.

7° *Kératite séreuse ou Descemetité*, 3 *cas*.

Cette maladie forme la transition entre la Kératite et l'iritis; elle se caractérise par un état pointillé très-fin de la membrane de Descemet, qu'on voit très-bien à l'éclairage faible et direct, tandis qu'avec un éclairage fort, il se trouve noyé dans la lumière, et pourrait passer inaperçu, au grand détriment du malade.

Il est très-important de faire le diagnostic de cette maladie, le plus souvent rhumatismale, car si, la confondant avec la conjonctivite vulgaire, on lui applique le collyre au sulfate de zinc et laudanum, ou tout autre astringent, on ne tarde pas à exaspérer le mal, à faire naître une iritis, et souvent même un hypopion qu'on voit très-bien, dans certains cas, se relier du point de sa formation, en général, du milieu de la cornée, vers le fond de la chambre antérieure, où le pus s'accumule.

V. Iritis 26 cas.

Iritis ancienne avec synéchie postérieure partielle, 18.
Iritis ancienne avec synéchie postérieure complète, 3.
Iritis rhumatismale, 3.
Iritis spécifique récente, 2.

Nous avons déjà fait connaître le traitement général et local de l'iritis à propos de l'homme à la fourchette dans le corps vitré. Nous devons y ajouter les injections hypodermiques de morphine, qui sont d'un très-grand secours, et le sulfate de quinine qui agissent très-efficacement sur l'élément douleur, et aussi sur la circulation intraoculaire.

Quand on a affaire à une iritis à rechute, le meilleur moyen consiste, pour mettre fin aux récidives, à pratiquer une large iridectomie qui agit, dans ces cas, comme antiphlogistique, en changeant les conditions de circulation de l'iris et en rompant les adhérences (voir aux opérations).

a. Dégénérescence cystoïde de l'iris. 1 cas chez une jeune fille présentant une cataracte pyramidale (voir 3e partie, iridectomie).

b. Irido-cyclite. 1 cas terminé par la guérison et traité énergiquement par les altérants, les résolutifs, les injections hypodermiques, et aussi par la paracentèse de la chambre antérieure. Cette dernière opération est loin d'être également bien supportée par les divers malades ; il faut agir avec la plus grande précaution et avoir un couteau lancéolaire, coudé et bien tranchant, pour faire aisément cette ouverture, qui devra être entretenue tous les jours, par l'introduction d'un stylet mousse, tant que les douleurs et que la tension intraoculaire persistent. Certains malades appréhendent cette petite opération au-delà de toute mesure, cela tient à la sensibilité extrême des parties, et nous en avons vu qui ressentaient encore la douleur plusieurs heures après l'évacuation de la chambre antérieure. Aussi, dans ces cas-là, pratiquons-nous une injection hypodermique, immédiatement avant de faire la paracentèse.

c. Coloboma de l'iris. 4 cas, tous en bas et permettant de bien voir la zonule de Zinn. L'un d'eux est fils d'un aveugle. Du reste, ces quatre malades s'adressaient à nous pour autre chose que pour cet arrêt de développement, dont à peine ils soupçonnaient l'existence. Nous devons rapprocher de ces cas, un autre dans lequel l'iris, réduit à une trame dépourvue par espaces de faisceaux musculaires, laissait voir le fond de l'œil, à travers des interstices réguliers, comme à travers une toile d'araignée. Le sphincter interne et externe paraissaient normaux, les fibres radiées, au contraire, paraissaient atrophiées.

VI. Irido-choroïdite

a. Avec synchisis étincelant, 1 cas observé sur un homme de 68 ans, jardinier, d'une très-bonne santé générale. Son œil gauche présente, depuis son enfance, une amblyopie myopique; on voit, au fond de l'œil, une large sclérochoroïdite postérieure sans trouble du corps vitré. L'œil droit ne présente pas de trace de sclérochoroïdite postérieure, mais on voit flotter dans les mouvements imprimés au globe de l'œil, comme une fine poudre à reflets brillants, qui ressemble à une poudre d'or qui tomberait d'un sablier. Ces reflets métalliques sont dus, pense-t-on, à des cristaux de cholestérine qui seraient eux-mêmes la conséquence d'une hyalitis chronique, le corps vitré n'offre pas, du reste, de flocons en dehors de ces fins cristaux qui constituent le synchisis et lui ont fait donner très-justement le nom d'étincelant.

b. Irido-choroïdite avec synéchies postérieures, et diminution considérable de la vision. 7 cas.

c. Irido-choroïdite glaucomateuse, 3 cas :

1° Sur un enfant de 7 ans, à la suite d'un éclat de verre projeté dans l'œil gauche.

2° Un enfant de trois ans et demi, encore par suite de traumatisme.

3° M. D..., 41 ans, irido-choroïdite, œil gauche,

avec cataracte pierreuse et ophthalmie sympathique œil droit.

d. Irido-choroïdite antérieure, à forme séreuse, avec synéchies postérieures, et troubles en nappe du corps vitré, 1 cas qui mérite d'être relevé. C'est chez un homme de 60 ans qui s'est présenté à nous pour une cécité de l'œil gauche, qui lui arrivait depuis quelques mois, sans qu'il eut aucune douleur. La santé générale était parfaite, aucune affection organique, appréciable ni probable; peut-être des antécédents syphilitiques remontant à une quarantaine d'années et ne s'étant manifestés depuis cette époque par aucun symptôme appréciable.

L'œil droit présente une acuité normale; l'œil gauche est complétement aveugle et ne conserve qu'une partie tout à fait restreinte du champ visuel en dehors. Il présente une rougeur périkératique finement radiée, très-peu prononcée, la tension intraoculaire est normale ; la pression sur le globe ne détermine aucune douleur; l'iris offre la même coloration, à très-peu de chose près, que celui de l'œil droit. A l'éclairage latéral, on peut noter une teinte un peu louche de l'humeur aqueuse, et des adhérences de l'iris à la capsule. L'éclairage direct faible fait reconnaître un état ponctué, extrêmement fin et circonscrit de la membrane de Descemet ; quant au fond, c'est à grande peine qu'on distingue quelques vaisseaux; la papille est très-voilée ; il y a de larges flocons qui se déplacent en nappe dans le cops vitré, lors des mouvements imprimés à l'œil; on distingue aussi, en haut et en dedans, des plaques disséminées d'atrophie choroïdorétinienne, analogues à celles qu'on observe dans la glycosurie :

L'examen des urines ne décèle rien : D=1031, pas de sucre ni d'albumine.

Traitement : Iodure de potassium ; transpirations, instillations de collyre d'atropine, purgations régulières. Au bout de deux mois, ce traitement n'ayant amené, à peu près, aucun résultat, le malade fut soumis exclusivement aux instillations de collyre d'atropine, qui avaient fini par rompre quelques adhérences, aux purgations régulières, mais faibles, et aux courants continus.

L'entrée du courant ne détermine aucune sensation de phosphène, même à 10, 12 et 20 éléments de la pile de Remack. La rétine droite elle-même est peu sensible à cet agent; car il faut aller à 4 éléments, pour que le malade perçoive vaguement quelques éclairs.

Après les premières applications du courant continu avec six éléments, le trouble du corps vitré commence à s'éclaircir, les opacités membraneuses qui le remplissent se dissocient, et les milieux deviennent moins impénétrables, bientôt le champ visuel gagne en étendue, et le malade s'aperçoit bien lui-même que, pour se conduire et pour voir les objets qui sont à son côté gauche, il n'a plus autant besoin de détourner la tête de ce côté. Cette amélioration restant stationnaire, et le malade ne croyant que très-médiocrement à l'action des courants continus, ceux-ci sont cessés après un mois d'usage, et il se décide à aller à Montmirail (Vaucluse) prendre les eaux purgatives pendant une quinzaine de jours.

Au retour, l'état général est très-satisfaisant, les eaux ont produit quatre selles par jour, pendant quinze jours; l'œil, toujours indolore, est à peine rouge autour de la cornée, l'iris a une dilatation au-dessous de la moyenne, et on constate quelques légères adhérences; l'humeur aqueuse est légèrement louche, le corps vitré est beaucoup plus trouble qu'avant le départ pour les eaux.

Le collyre avait été cessé pendant quelques jours, et cela avait suffi pour former de nouvelles adhérences, que les instillations renouvelées rompent de nouveau, sauf, toutefois, une en bas et en dehors, qui résiste toujours. Au bout de huit jours, le corps vitré est redevenu moins trouble que jamais, l'œil a presque totalement blanchi, mais, après un exercice un peu trop énergique en canot, il se fait une nouvelle rechute, et nous revoyons le malade avec un œil très-injecté, la pupille contractée, les milieux impénétrables, la tension sensiblement augmentée et un épiphora très-abondant.

Nous soumettons ce malade aux instillations d'atropine qui, malheureusement, avaient été suspendues, et au bichlorure d'hydrargyre, à 3 centig. par jour. Bientôt cette préparation, mal supportée par l'estomac, est remplacée par l'onguent napolitain en frictions, et, sous cette influence, on regagne péniblement ce qui avait été perdu. La rougeur périkératique persiste néanmoins avec des variations de plus ou moins. L'humeur aqueuse reste louche, et le trouble du corps vitré persiste, quoique à un moindre degré, encore huit mois après le commencement du traitement.

L'absence de douleur et le défaut de sensibilité rétinienne font seuls hésiter à pratiquer une iridectomie qui, dans ce cas, ferait vraisemblablement plus que le traitement local et général, institué pour l'éclaircissement du corps vitré. Mais le malade refuse énergiquement toute opération, et il faut la réserver pour le cas où surviendraient des douleurs ciliaires.

Cette observation, quoique longue, nous a paru devoir être rapportée à cause de l'absence de tension intra-oculaire ainsi que de phénomènes glaucomateux, malgré la présence des conditions qui font habituellement naître le glaucome. Quant à l'absence de douleur, dans des conditions pareilles, elle s'explique difficilement chez un homme de 60 ans, mais enfin on comprend qu'elle manque, puisque la tension n'est pas augmentée, et on doit admettre, pour l'expliquer, une élasticité et une perméabilité des membranes oculaires et notamment de la sclérotique, bien exceptionnelle à cette époque de la vie.

Quant à l'action des courants continus sur les

troubles du corps vitré, elle nous a paru incontestable dans un certain nombre de cas, mais nous avons obtenu des résultats analogues par l'application de ventouses sèches aux tempes. Le traitement général institué contre les maladies qui sont la cause occasionnelle de ces irido-choroïdites, nous paraît encore le meilleur moyen à leur opposer, et nous devons dire en toute conscience, que les récidives sont toujours à craindre, et que les malades ne doivent guère espérer de voir disparaître définitivement les traces des flocons qui succèdent à une hémorrhagie, ou qui sont la suite d'hyalitis chronique.

VII. Glaucome.

a. Glaucome chronique simple. 7 cas ayant amené l'atrophie de la papille, avec excavation sans aucune douleur, et parmi lesquels nous citerons :

Madame P..., 67 ans, champ visuel réduit à quelques centimètres, et n'existant qu'en dehors.

Madame L..., 79 ans, idem sur l'œil gauche, complétement perdu.

Madame H..., 74 ans, gl. chron. simple; cécité complète.

M. Sch..., voir observation V.

Madame S..., 65 ans, atrophie papillaire, avec excavation œil gauche, dont la vision s'est abolie sans douleur; l'œil droit présente une excavation, et le champ visuel, déjà réduit en dedans. Jamais de douleur, tension un peu augmentée. Irisation des flammes de bougie.

Madame M..., observation VII.

b. Glaucome chronique inflammatoire, 3 cas.

Madame Ch..., voir observation IV, à la troisième partie de ce travail.

Madame R..., voir observation VI.

Madame G..., voir observation VIII.

c. Glaucome absolu, 5 cas ; ayant nécessité l'énucléation, 3 cas (voir aux opérations).

VIII. Condylomes de l'iris.

Un jeune homme de 15 ans et demi se présente à la consultation, avec une irido-choroïdite antérieure, caractérisée par un état pointillé de la membrane séreuse de Descemet, un léger hypopion de l'œil droit ; l'iris présente deux petits tubercules de la grosseur d'une tête d'épingle, au niveau de la périphérie et à la partie supérieure, d'apparence rosée, grisâtre, toute particulière, rappelant les condylomes syphilitiques qu'on voit se développer au niveau du sphincter interne ; bientôt, les deux tubercules s'accollent à la face postérieure de la cornée, tandis qu'il s'en développe trois autres au-dessous, formant ainsi deux rangées dont l'inférieure atteint le diamètre horizontal de la cornée. L'ouverture pupillaire s'est tout-à-fait fermée par un produit exsudatif, et malgré le traitement le plus régulier, une dégénérescence analogue se montre bientôt à la partie inférieure de l'iris, et la place de l'hypopion est remplie par des tubercules de même apparence qu'en haut.

Un traitement anti-syphilitique a été institué. Mais le malade ne s'est plus présenté à la consultation et est allé évidemment dans une autre clinique, comme il était venu chez nous après avoir été, peut-être, dans plusieurs autres établissements, chercher une guérison qu'on avait été impuissant à lui donner. Heureux celui qui a pu déterminer ce jeune homme à subir l'énucléation.

L'autre œil était parfaitement sain, et le jeune homme, d'une très-belle santé, d'apparence lymphatique, mais sans antécédents spécifiques, héréditaires où acquis.

Nous avons mis condylomes pour ne rien préjuger, mais ces diverses productions nous paraissent être de nature cancéreuse, c'est peut-être un cancer encéphaloïde de l'iris, ou peut-être, est-il venu de la choroïde ou de la rétine.

IX. Cristallin. Cataracte.

Il s'est présenté à la consultation 204 personnes atteintes de cataracte. Sur ce total, dont nous ne donnons ici que l'énumération, nous réservant, dans la troisième partie de ce travail, de revenir avec détails sur chacun des cas opérés, il convient d'établir les divisions que comporte la nature même des cataractes.

1° 103 cataractes séniles.

Sur ces 103, 53 ont été opérés (voir la 3e partie de ce travail). Les 50 restant ont voulu attendre, gagner du temps, consulter encore, espérant peut-être rencontrer quelqu'un qui se chargerait de les guérir sans douleur ni opération.

Il y a, en effet, à Paris, et que n'y a-t-il pas dans cette ville incomparable! des médecins qui, avec bonne foi peut-être, mais le plus souvent, avec un scepticisme *pratique*, entreprennent de faire résorber les opacités cristalliniennes, les uns, par l'usage du phosphore, intus et extra, probablement parce que ce métalloïde jouit de la propriété d'engendrer la lumière que recherchent précisément les cataractés, les autres, par l'application de courants continus, d'autres, par l'emploi de la kyrielle de fondants que renferme l'arsenal pharmaceutique.

Il doit même en exister qui, mettant en pratique les passes magnétiques, se flattent de guérir les cataractes à la façon de Tobie qui, comme chacun sait rendait la vue par l'imposition des mains.

2° 2 cataractes diabétiques (1 opérée).

3° 11 cataractes traumatiques (2 opérées).

4° 3 cataractes congénitales (opérées).

5° 7 cataractes zonulaires, dont voici le détail :

M. G..., 63 ans, catar. zonul. noire, o d. Décollement de la rétine, avec plaques de choroïdo-rétinite.

M. M..., 56 ans, catar. zonul. o d.

Madame V..., 50 ans, catar. zonul. double, M forte, coloboma des deux pupilles, staphylomes postér. avec plaques d'atrophie choroïdienne.

M. D..., 15 ans, cataractes congénit. zonulaires, taies anciennes multiples. Mouvem. choréiques.

Enfant M..., 2 ans, catar. zonul. o d.

Enfant B..., 8 ans et demi, cat. zonul. o g.

L'od présente quelques opacités striées insignifiantes.

6° 75 cataractes compliquées :

d'irido-choroïdite ancienne	33
de scléro-choroïdite postér. M forte	2
de choroïdite ancienne.	5
de rétinite pigmentaire.	1
de luxation du cristallin (opéré).	1
de leucome adhérent.	6
de décollement rétinien (1 opéré)	6
de glaucome (4 opérés).	6
de larmoiement.	10
de dacryocystite.	5
	75

7° 3 cataractes secondaires.

X. Atrophie papillaire. 40 cas.

1° Congénitale, 2 cas. Un cas sur un enfant de 15 mois, avec pigment disséminé dans la rétine, mais sans ressemblance avec la rétinite pigmentaire. Mouvements oscillatoires constants. L'autre âgé de 11 ans, présente un état flexueux en vrille des vaisseaux rétiniens.

2° Avec choroïdite sénile 1 cas.

H..., de 63 ans, présentant une atrophie double avec des plaques dans la rétine, comme des grains de sémoule dans tout l'hémisphère postérieur de l'œil.

3° Avec choroïdite disséminée, 3 cas.

4° Sans autre lésion que l'atrophie avec cécité, par conséquent cause cérébrale, 19 cas.

Parmi lesquels un H... de 25 ans dont la mère est aveugle par suite d'atrophie papillaire double. Lui-même présente une cécité des couleurs et voit à peine à se conduire.

5° Atrophie avec ataxie locomotrice, 9 cas.

6° Atrophie papillaire avec atrophie chorio-rétinienne, 1 cas.

H..., 64 ans, décoloration de tout le fond de l'œil; vastes dépôts en plaques de pigment choroïdien, affection syphilitique ancienne.

7° Atrophie venue à la suite d'hémorrhagies cérébrales, 2 cas.

L'une F... de 56 ans, dont l'o. g. est complétement perdu et dont l'o. d. présente une S de 12/20 a eu une congestion cérébrale avec aphasie. Cécité soudaine demeurée permanente et à peu près complète : les artères rétiniennes sont filiformes et apparaissent comme des cordons à peine rosés lors de la pression exercée avec le doigt sur le globe. Pigment amassé tout autour de la papille trace probable d'hémorrhagie antérieure.

Le second a été observé sur un H..., de 39 ans, qui a eu une hémorrhagie cérébrale en 1871, suivie d'hémiplégie ayant duré 14 jours seulement; une deuxième hémorrhagie cérébrale a amené une cécité soudaine et définitive.

8° Atrophie double à la suite d'une chute sur le crâne ayant déterminé une fracture. Il se produisit une paralysie des deux troisièmes paires avec double strabisme divergent. 1 cas F. 59 ans.

9° Atr. de la papille de l'og. par embolie de l'artère centrale de la rétine avec surdité du côté correspondant survenue subitement. 1 cas H. 50 ans.

10° Atrophie papillaire double. Mr C. 63 ans présente une hémiopie croisée. Le champ visuel externe est aboli des deux côtés (lésion probable des tubercules quadrijumeaux postérieurs sclérose des bandelettes optiques ou athérome des vaisseaux), le champ visuel interne est conservé des deux côtés et cependant il éprouve une très-grande difficulté à se conduire. Il pouvait encore lire lors de la première visite au bout de quatre mois l'atrophie papillaire a continué et la cécité est devenue complète.

XI. MALADIES DE LA RÉTINE.

1° Hyperesthésie rétinienne, 4 cas sur des femmes, se traduisant par une sensibilité très-vive à la lumière, impossibilité de travailler et même de supporter la lumière du jour.

Traitement,— injections hypodermiques de chlorhydrate de morphine. Esérine, toniques, fer, quinquina, bromure de potassium, lunettes bleues.

2°. Hypérémie rétinienne, 6 cas dont un avec un état flexueux marqué des veines rétiniennes, incoordination des mouvements, paralysie de la 3° paire.

3° Rétinite séreuse, 1 cas chez une femme grosse.

4° Rétinite parenchymateuse 1 cas chez un homme de 54 ans atteint d'affection cardiaque et ayant eu il y a un an une congestion cérébrale; chez ce malade et dans l'og. la papille n'est indiquée que par la direction des vaisseaux, elle est recouverte par une exsudation plastique. On voit à l'ophthalmoscope des bandelettes de tissu blanc à reflet bleuâtre avec décollement partiel dans la direction des vaisseaux qui entourent la macula et en bas. Les vaisseaux s'arrêtent de temps en temps au niveau de ces bandelettes, et forment de petits pinceaux caractérisque de la néoformation.

5° Rétinite atrophique 2 cas.

6° Rétinite Brigthique 4 cas.

Deux F. présentant des plaques régressives dans la macula des deux côtés; une de ces F. présente à l'od. un ancien foyer jetant un éclat métallique très-vif, avec des pinceaux hémorrhagiques le long des vaisseaux et une vaste hémorrhagie dans l'og.

Des deux H. l'un seulement âgé de 23 ans, atteint d'affection cardiaque présente une scléro-choroïdite antérieure avec staphylomes partiels et une hémorrhagie dans le corps vitré, l'og. est atteint de névro-rétinite avec plaques exsudatives le long des vaisseaux qui semblent couchés dessus; pinceaux hémorrhagiques disséminés parallement aux vaisseaux. L'autre âgé de 66 ans porte une cataracte compliquée d'irido-choroïdite sur l'og., tandis que l'od présente une magnifique plaque étoilée au niveau de la macula et un peu au-dessus d'elle.

7° Rétinite syphilitique 4.

F..., o. d. papille voilée, vaisseaux flexueux, œdème autour de la papille S=20/20.

H..., 42 ans, mêmes signes opthalmoscopiques.

F..., rétinite péripapillaire, corps flottants des deux côtés.

F..., suffusion séreuse autour de la papille avec traces d'iritis légère ; photopsies; cécité partielle des couleurs ;

vision centrale conservée; nombreuses lacunes dans le champ visuel périphérique. l'o. g. seul est pris.

Nous y ajouterons un cas d'hyalitis spécifique observé également chez une femme.

8. Rétinite pigmentaire 3.

F... de 19 ans, rétinite pigmentaire type; nombreux réseaux de pigment dans les deux rétines, ressemblant à des corpuscules osseux; atrophie des deux papilles. Héméralopie ayant commencé de très-bonne heure. Née de parents consanguins.

H..., de 38 ans, rétinite pigmentaire uni-latérale o. d. sans antécédents héréditaires, son fils a une cataracte congénitale.

H..., rétinite pigment. avec une cataracte polaire postérieure.

H..., héméralopie sans rétinite pigmentaire.

A. Décollement de la rétine 6.

H..., décollement o. g. avec corps flottants, o. d. relâchement de la zonule de Zinn avec cataracte.

H..., décollement avec nombreuses houppes de fibres à double contour.

H..., décollement o. d. avec cataracte commençante. L'o.g. présentait une cataracte verte avec irido-choroïdite; j'ai du en pratiquer l'énucléation à cause de douleurs intolérables qui ont cessé complétement après celle-ci.

H..., décollement sur l'o. d., l'og. était aussi atteint de cataracte compliquée de décollement (voir opérations).

Les deux autres cas ont été observés sur des yeux fortement myopes.

1° Décollement traumatique. Pénétration des dents, d'une fourchette chez un H... dans la région équatoriale.

2° Décollement symptomatique d'un cancer encephaloïde de la rétine observé chez une jeune fille de 6 ans. L'œil droit d'un aspect chatoyant présente une tumeur visible à distance, et remplissant déjà tout l'espace pupillaire. Le début remonte à six mois. Nous avons proposé l'énucléation qui a du être faite par une autre, puisque la mère n'est pas revenue.

3° Décollement symptomatique d'un sarcome de la choroïde.

Jeune fille de 21 ans, de très-belle santé, n'ayant jamais rien eu. Se plaint depuis quelques mois que sa vue baisse du côté droit. L'examen ophthalmoscopique fait découvrir un décollement de la rétine qui occupe déjà le quart externe et inférieur du globe ; on voit très-aisément avec une dilatation de la pupille, une tumeur qui soulève la rétine et qui doit être sarcomateuse.

L'énucléation proposée n'a pas été acceptée bien que ce fût l'unique ressource qui pût mettre obstacle à la généralisation de cette tumeur.

B. Hémorrhagies retiniennes. 8.

Cinq femmes dont quatre atteintes d'affection cardiaque ont présenté des hémorrhagies, les unes en pinceaux plus ou moins nombreux, le long des vaisseaux, avec des plaques graisseuses ; d'autres avec des foyers disséminés. Deux d'entre elles ont présenté une véritable nappe soulevant la rétine au-dessous de la macula avec des foyers extrêmement nombreux dans tout le fond de l'œil. Hé ! bien malgré un épanchement sous-rétinien aussi considérable dans un œil (l'og.) l'acuité visuelle s'est néanmoins rétablie d'une manière surprenante pour un œil qu'on pouvait croire voué à la cécité d'une façon irremédiable ; madame L. par exemple qui nous a été adressé par notre excellent confrère le docteur Robin, avait une *quarantaine* de petits foyers disséminés le long des vaisseaux et un peu partout dans la rétine. Cette dame avait en outre un épanchement de sang en nappe de la dimension de trois diamètres papillaires ; cependant elle a recouvré en quatre mois de traitement une acuité 1/10 qui lui permet de lire et de vaquer à tous ses besoins. Nous devons ajouter que l'examen ophthalmoscopique le plus attentif ne dénote que par de très-faibles traces, d'aussi profonds désordres vasculaires ; du pigment accumulé par plaques atteste seulement l'extravasation sanguine qui s'était faite quatre mois auparavant sous l'influence d'un retrécissement auriculo-ventriculaire. Si l'hémorrhagie eût porté sur l'œil droit qui était son mauvais œil, il est fort probable que jamais elle n'y eût fait attention. Combien il doit arriver souvent que des hémorrhagies passent ainsi inaperçues ; fort peu de personnes en effet exerçent tantôt un œil, tantôt l'autre de sorte qu'elles sont quelquefois aveugles depuis longtemps d'un côté sans s'en douter.

Les 3 hommes atteints aussi d'hémorrhagie rétinienne, avaient tous les trois une affection cardiaque; chez l'un âgé de 43 ans, la cécité fut soudaine au réveil pour l'od. Il avait une hypertrophie du cœur avec insuffisance aortique ; le sang avait déchiré la membrane hyaloïde et fait irruption dans le corps vitré. La résorption s'est faite assez complément en cinq mois pour lui permettre de reprendre son travail.

Le deuxième, âgé de 65 ans, présentait au premier examen une atrophie papillaire avec excavation de l'o. d. et des hémorrhagies multiples dans l'o. g., bientôt la tension intra-oculaire devínt très-considérable dans l'o. g., et il se fit une hémorrhagie très-abondante avec phénomènes glaucomateux.

Le troisième âgé de 53 ans, présentait une hémorrhagie en nappe dans la région de l'o. g. et en bas de la papille avec de nombreux petits foyers; il est actuellement en traitement.

Le traitement que nous avons mis en usage se compose de teinture de digitale; collyre d'atropine; fomentations chaudes; purgations répétées avec pilules d'Anderson. Lunettes bleues.

XII. Amblyopie.

Amblyopie (c'est-à-dire diminution considérable de l'acuité centrale sans altération appréciable des membranes) 12 cas.

A. Sénile ou par sclérose des artères 3. Par vice de réfraction 3.

A. Hypermétropique 1 cas.

A. Myopique 2 cas.

A. Nicotique et alcoolique 6 cas.

XIII. NÉVRITE OPTIQUE ET NÉVRO-RETINITE.

Six cas.

1° F. de 27 ans : Névrite optique œil droit avec disparition des vaisseaux et tissu conjonctif à la place du tissu nerveux. Cécité complète (de cause spécifique).

2° H. 15 ans. Névrite optique de cause cérébrale; cécité complète œil droit, veines tortueuses; œil gauche : S $= \frac{1}{4}$ avec plaques exsudatives péripapillaires. Vaisseaux de nouvelle formation; un mois après cécité complète de l'œil gauche.

3° H. 18 ans. Névrite optique double de cause cérébrale. (tumeur).

4° H. 38 ans. Œil gauche sain. Œil droit névrite optique avec stase très-marquée de veines. Le malade s'est aperçu subitement il y a huit jours du trouble de la vue (en visant un objet avec l'œil droit. Tous les caractères de la rétinite spécifique, (rétinitis circa-papillam). Traitement anti-syphilitique, amélioration de l'état local et de l'état fonctionnel. En douze jours, l'état voilé de la papille persiste seul. La papille a toujours été rebelle à l'atropine; c'est à peine si; dans ce cas comme dans beaucoup de rétinites hémorrhagiques nous avons pu atteindre une dilatation moyenne de l'orifice pupillaire malgré l'administration faite avec soin du collyre habituel. Nous avons remarqué la même impuissance de l'atropine chez bon nombre de diabétiques. Cela tient certainement à un état parétique des fibres radiées venues du sympathique, qui dès lors ne contrebalancent plus les contractions des fibres circulaires. On sait, en effet, que la section du nerf grand sympathique produit la contraction de la pupille, tandis que l'irritation de ce même nerf en amène la dilatation. C'est exactement l'inverse pour le nerf de la troisième paire. Chez le malade dont il s'agit, le champ visuel s'est notablement agrandi, mais bientôt nous avons vu se faire un commencement d'atrophie papillaire ; des douleurs dans les membres sont survenues avec une hypoesthésie cutanée et l'amélioration déjà obtenue pourrait bien n'être que momentanée.

5° F. de 68 ans. Œil droit, névro-rétinite avec hémorrhagie très-circonscrite dans la région de la macula ; dans ce cas aussi il s'agit d'une affection cardiaque comme cause de la névrite.

6° Jeune fille de 15 ans, présentant depuis quelques mois des maux de tête très-persistants, un état un peu hébété, avec impossibilité de fixer l'attention sur un travail quelconque ; pupilles dilatées ; acuité diminuée: od s = $\frac{2}{3}$, og s = $\frac{1}{2}$; le champ visuel contracté. L'examen ophthalmoscopique, fait avec le plus grand soin, permêt de constater que les papilles sont couvertes d'un léger halo, avec suffusion séreuse peripapillaire : les veines rétiniennes dilatées et flexueuses indiquent un obstacle à la circulation de retour dans le sinus caverneux.

Un état piqueté et comme hémorrhagique s'observe le long d'un seul vaisseau dans l'og.; du côté de l'od, les limites de la papille sont encore plus incertaines, on saisit çà et là des vaisseaux interrompus dans leur parcours. Cet ensemble de signes ophthalmoscopiques, rapproché de la diminution de l'acuité et de la contraction du champ visuel, nous parut constituer un faisceau suffisant pour diagnostiquer une méningite basilaire, soit tuberculeuse, soit de toute autre nature (tumeur, gliome), gênant la circulation cérébrale et se manifestant par les signes ophthalmoscopiques ci-dessus notés; notre pronostic fut donc grave et le traitement institué fut mis sous la direction de notre ami le docteur Peyron, qui nous avait adressé la jeune malade. Il a consisté en altérants, en dérivatifs intestinaux, en révulsifs cutanés, (ventouses le long de la colonne vertébrale, séton à la nuque); et en toniques alimentaires et médicamenteux donnés selon les indications ; suspension complète de tout travail intellectuel.

Au bout de trois mois de traitement, la jeune fille, emmenée à la campagne, était régulièrement réglée, ce qui n'avait jamais eu lieu auparavant ; les maux de tête avaient à peu près disparu ou du moins n'étaient plus aussi tenaces, l'état général était redevenu excellent, l'enfant grandissait, prenait de belles couleurs et on n'eut jamais dit qu'elle avait été malade.

Tandis que cet état florissant de santé se maintenait, que les maux de tête diminuaient, l'examen ophthalmoscopique permettait de reconnaître un changement notable dans l'état des papilles, qui cependant restaient encore voilées; la flexuosité des veines avait disparu, ainsi que les signes d'hyperémie précédemment notés, et sur lesquels M. le docteur Bouchut a depuis si longtemps appelé l'attention. Mais les mêmes vaisseaux interrompus et recouverts par places par un exsudation rétinienne s'observent encore plus de six mois après.

En même temps l'acuité visuelle a de la peine à se maintenir au chiffre peu élevé dont nous avons parlé au début, et quant au champ visuel pris avec beaucoup de soin au mensurateur, il se restreint d'une manière concentrique, appréciable à chaque nouvel examen : c'est plus qu'il n'en faut pour maintenir la gravité du pronostic porté au début, asseoir un diagnostic précis que l'examen de l'état général n'autoriserait certainement pas, et nous faire insister sur le traitement institué, malgré tous les ennuis qu'il pourrait occasionner.

Voilà, ce nous semble, un cas bien intéressant au point de vue des services que peut rendre l'ophthalmoscope, comme moyen de diagnostic dans les affections cérébrales.

Est-ce à dire pourtant que des cas de ce genre soient suffisamment nombreux pour permettre de faire de ce précieux instrument un véritable cérébroscope, ainsi que l'a voulu le chercheur infatigable dont nous venons de citer le nom ? Le petit nombre de faits que nous avons pu voir jusqu'ici, dans lesquels l'examen ophthalmoscopique eût pu à lui seul permettre d'établir un diagnostic, en dehors des signes habituels par lesquels les affections méningitiques se traduisent à l'extérieur, ne nous autorise pas à le penser, et pour dire notre sentiment à cet égard, nous croyons que l'ophthalmoscope est à lui seul un moyen insuffisant pour diagnostiquer toutes les lésions de la base du crâne.

Du reste une observation, que nous rapporterons plus tard, de parésie de la VIe paire que nous avons examinée à son début et qui s'est terminée par la mort en trente-neuf jours, avec tous les signes de la méningite basilaire, nous offre un exemple frappant de l'insuffisance de ce moyen, attendu que la maladie déjà existante ne se manifestait cependant par aucun trouble de la circulation intra-oculaire, à un moment où déjà la diplopie faisait conduire la malade chez l'oculiste, c'est-à-dire à un moment où, d'après l'opinion formelle de M. Bouchut, il devait exister une stase veineuse rétinienne, puisqu'il existait très-certainement une stase veineuse dans les méninges. Non, cette corrélation au début des méningites, n'est malheureusement pas aussi absolue que sembleraient le prouver les nombreuses observations de M. Bouchut.

La vérité est que, chez les enfants où on ne peut faire l'examen fonctionnel, l'ophthalmoscope peut, dans bien des circonstances, rester au-dessous de la réputation qu'on a voulu lui faire, et particulièrement dans ces cas douteux de fièvre typhoïde ou de méningite, précisément à un moment de la maladie où les signes ophthalmoscopiques n'existent pas encore et où il serait surtout important de les rencontrer ; quant aux cas plus avancés, dans lesquels l'ophthalmoscope donne l'image saisissante d'une obstruction dans la circulation cérébrale, il est bien probable que le médecin ayant quelque expérience sera déjà sûr de son diagnostic et les signes ophthalmoscopiques ne seront alors pour lui que des signes superflus.

Ce n'est pas à dire pour cela qu'il faille faire fi des résultats que donne cet examen et le nombre est grand des maladies du système cérébro-spinal qui se manifestent d'une manière certaine par l'examen seul du fond de l'œil. C'est surtout pour ce dernier groupe de maladies que la méthode récemment recommandée sous le nom de cérébroscopie rend de signalés services; mais la nouvelle appellation ne nous paraît pas justifiée, car nous ne voyons alors aucune raison pour ne pas faire usage des mots néphroscopie ou cardioscopie ou de tout autre *Piorrhysme*, attendu que l'opthalmoscope dévoile tout aussi aisément à celui qui sait s'en servir, les lésions de la néphrite albumineuse ou les rétrécissements des orifices du cœur, que la sclérose des cordons postérieurs etc.

L'ophthalmoscopie a sa place marquée à côté des grandes découvertes qui ont nom percussion et auscultation ; mais la cérébroscopie ne sera jamais qu'une branche de cette méthode d'examen à laquelle nous devons une science toute nouvelle, l'ophthalmologie. En un mot, nous trouvons que M. Bouchut, dont on peut dire que le zèle s'accroît avec le nombre des années, exagère les services que peut rendre l'ophthalmoscope et par là nous paraît s'écarter du but auquel il a dévoué plus de dix ans de sa vie, ainsi qu'il a coutume de le dire.

M. Bouchut, comme tous les observateurs pénétrants, ayant de plus la grande expérience que lui donne sa pratique de la médecine spéciale aux enfants, arrive à faire le diagnostic d'une méningite avec des signes généraux qui seraient insuffisants à un praticien moins consommé, de sorte que son esprit est déjà prévenu quand il fait un examen ophthalmoscopique, et c'est là, pensons-nous, ce qui explique sa tendance marquée à faire jouer un rôle si prééminent à l'ophthalmoscope pour le diagnostic de ces maladies.

C'est qu'en effet les signes d'hyperémie rétinienne, quand ils ne sont pas poussés aussi loin que dans le cas qui fait l'objet de cette observation, c'est-à-dire quand il n'y a pour les accentuer ni névrite, ni névro-rétinite, sont, il faut en convenir, des signes fallacieux et absolument insuffisants pour caractériser une affection de la base du crâne. L'hyperémie est bien voisine de certains états physiologiques ! et quand on a examiné des yeux sains en très-grand nombre, on est très-peu disposé à donner à l'hypérémie simple, une valeur diagnostique de pareille importance.

Il n'en est plus ainsi lorsque, à ces signes, même peu marqués, d'hyperémie rétinienne, se joindront des signes fonctionnels tels que la diminution de l'acuité visuelle ou la contraction du champ visuel. Pour nous ces signes sont d'une importance capitale, et autorisent, même en dehors des phénomènes habituels, à poser le diagnostic d'une maladie aussi grave que la méningite. Malheureusement les enfants se prêtent mal à la détermination sérieuse de l'état fonctionnel des yeux; cet examen exige une attention qui n'est guère de mise à cet âge. Dans le cas qui nous occupe au contraire, ces signes nous ont été d'un grand secours et nous ont permis d'"affirmer l'existence certaine de troubles intra-crâniens, bien avant que les phénomènes qui le plus habitueellement accompagnent ces processus morbides de la base du crâne se fussent manifestés. Nous espérons même qu'ils ne se produiront jamais et que la santé générale de cette jeune fille, après avoir donné les plus grandes appréhensions, se remettra définitivement; les scotomes du champ visuel n'en resteront pas moins comme la signature irréfragable du processus morbide méningitique. Pour ce qui est du rétablissement de la fonction visuelle, nous nous montrerons plus sceptique et nous demandons à suspendre notre jugement.

M. le docteur Potain, qui a vu la jeune malade en consultation avec nous, pense de même et son opinion en une matière aussi délicate n'est pas pour nous un mince avantage.

Assurément le nombre des guérisons de méningites caractérisées est restreint, mais on en compte quelques cas et nous estimons que le traitement institué n'aura pas été indifférent à amener ici un pareil résultat.

XIV. SCLÉROTIQUE

Section de la sclérotique par un coup de ciseaux, un cas.

Episcléritis, 2 cas. F. de 30 ans, atteinte d'endopericardite rhumatismale, — l'od présente une opacité d'un secteur de la cornée avec injection sous conjonctivale fine et très-serrée; cet œil est affecté de choroïdite antérieure.

H. 39 ans, rougeur très-marquée de toute la conjonctive et plus marquée au côté externe. La cornée n'a rien d'apparent, ni l'iris, ni la choroide; cependant les mouvements sont douloureux et la longue durée (2 mois) de cette rougeur périkératique sans sécrétion muco purulente et avec ephiphora démontre qu'on aurait eu bien tort de la prendre pour une simple conjonctivite comme on s'y exposerait dans des cas encore assez fréquents si on ne faisait qu'un examen superficiel.

L'épiscléritis dénote toujours un travail inflammatoire, le plus souvent rhumatismal, de la partie antérieure de la choroïde, et les traces, parfois si longues, que laissent après eux les pinceaux de vaisseaux partant du pourtour de la cornée, en sont une preuve évidente; en effet, la sclérotique, une fois que la rougeur est passée, paraît ecchymotique dans les points qui ont été le siége de la rougeur pendant toute une année et quelquefois plus, après ces ophthalmies rhumatismales qui exigent, pour guérir, un traitement général dirigé contre le rhumatisme et la goutte, sous la dépendance desquels elles se trouvent. L'absence de sécrétion purulente suffit à les distinguer de la conjonctivite.

XV. CORPS VITRÉ (hémorrhagies)

1° H. 39 ans, vaste épanchement avec choroidite atrophique.

2° F. 59 ans, apoplexie générale du corps vitré venue subitement ; flocons multiples ; rupture des vaisseaux rétiniens (arteriosclérose — affection cardiaque) — quatre mois après, la papille quoique voilée est visible, on observe de nombreuses petites plaques ressemblant à des grains de semoule, le long des vaisseaux, et allant vers la macula, décollement de la rétine à la partie inférieure.

3° F. 53 ans, affection cardiaque — ramollissement du corps vitré avec décollement de l'hyaloide o. g. |

Vaste épanchement survenu subitement et voilant tout le fond de l'œil. La papille redevient visible ; et trois mois après il ne reste qu'un gros flocon noir. Un nouvel épanchement survient tout à coup et cette fois les courants continus (pile de Remack) amènent une résorption rapide; en un mois on revoyait très bien la papille dont les contours étaient voilés, les veines sinueuses et gonflées. On pouvait aussi distinguer un cordon blanc partant de la papille qui n'était autre chose qu'un vaisseau oblitéré.

4° Un garçon de 12 ans, arrivé à la consultation avec son od. plein de sang (hypohema et épanchement dans le corps vitré). Il vient de recevoir un coup de groseille à maquereau lancé avec force et ne conserve plus que la notion quantitative d'une forte lumière à gaz. La dilatation de la pupille s'est faite d'une manière très inégale sans qu'il y eut cependant d'adhérence ; l'iris était évidemment paralysé par la contusion du globe de l'œil. L'hypohema s'est résorbé en huit jours et le corps vitré a également recouvré sa limpidité en un temps fort court, vingt jours. La guérison a été complète au bout de ce temps. Traitement employé : bandeau compressif avec ouate et atropine et fomentations très-chaudes.

XVI. PARALYSIES

a. De la 3e paire crânienne *complète*, 4 cas.

F. de 30 ans, atteinte en même temps de névrite syphilitique de l'o d. avec perte de la vision de ce côté. Les trois autres sont des hommes qui n'ont fait que se présenter trois ou quatre fois à la consultation. C'est la catégorie de malades qui comprend le plus de voltigeurs ou d'infidèles, courant de clinique en clinique, et choisissant en général celle qui se fait à l'heure qui les gêne le moins.

Paralysie *presque complète*, 2.

Ptosis seul, 1 cas.

Paralysie partielle, 4 :

H. de 36 ans; 3e p. o g. moins le releveur ; ataxique.

F. de 29 ans; 3e p. o d. droit interne et petit oblique seuls paralysés sans paralysie de l'accommodation.

H de 52 ans; 3e p. o d. moins le releveur et l'accommodation.

M. L. de 43 ans, fut pris il y a un an, sans cause aucune, de paralysie incomplète de la 3e p. gauche avec léger ptosis que le malade surmontait par un effort volontaire. Cet homme, d'une santé florissante jusque-là, sauf quelques maux de tête, présentait, avec cette paralysie incomplète de la 3e paire, une paralysie de l'accommodation. Son œil gauche, en strabisme divergent, présentait une pupille très-étroite, mais cependant moins étroite, en y regardant bien, que celle du côté sain. Celle-ci n'avait pas un millimètre de diamètre, tandis que celle du côté gauche en avait un et demi ou deux tout au plus.

L'atropine n'a jamais donné, malgré des instillations répétées, qu'une dilatation au-dessous de la moyenne. Il y avait, par conséquent, là un défaut de réaction des fibres radiées, innervées par le grand sympathique, en même temps qu'il existait une paralysie du sphincter pupillaire, qui reçoit son innervation d'un filet de la 3e paire nerveuse; de plus on notait une transpiration profuse, même au cœur de l'hiver, sur toute la moitié gauche de la face et du crâne. La tête était littéralement inondée de sueur, principalement du côté affecté.

En faisant fermer les yeux à ce malade, il ne put, à son grand désappointement, se tenir sur une jambe sans vaciller, et sans être menacé de tomber; il avait même beaucoup de peine à se tenir sur les deux, sans ressentir un mouvement de balancement d'avant en arrière, qui rendait la station mal assurée dès que les yeux étaient fermés.

L'examen ophthalmoscopique ne donna aucun renseignement positif sur l'affection dont le début ne nous parut cependant devoir faire aucun doute.

Le myosis, la paralysie de la 3e paire, la paralysie de l'accommodation, l'incoordination des mouvements, tous ces symptômes, groupés en faisceau, constituaient l'ensemble de la terrible maladie décrite sous le nom de sclérose des cordons postérieurs.

Les papilles étaient un peu blanches, d'un aspect un peu plus éclatant que dans certains cas parfaitement physiologiques; aussi cet examen eût-il été, comme on l'observe si souvent, absolument insuffisant pour porter un diagnostic avec les seules données ophthalmoscopiques.

Le malade fut soumis au traitement par l'azotate lunaire, les bains de vapeur, plus tard l'iodure de potassium, l'ergotine, etc. La paralysie dura cinq mois, après quoi le malade resta deux mois complétement débarrassé de la diplopie, mais au bout de ce temps, il fut pris de paralysie de la 3e paire du côté droit; la transpiration profuse s'observa dès lors plus particulièrement de ce côté; les mêmes symptômes précédemment notés ont été observés pendant le traitement qui dure encore depuis plus de dix mois.

Il y a donc plus d'un an que se sont montrés les premiers indices, pour nous certains, d'une ataxie locomotrice, et cependant les papilles sont aujourd'hui dans le même état qu'au début de la paralysie oculaire.

Le champ visuel présente une légère réduction en bas, en haut et en dedans.

L'œil gauche a recouvré sa faculté d'accommodation, toutefois avec une réduction notable dans son étendue ; l'œil droit redevient capable de lire les petits caractères (nº 3 de Snellen, entre huit et dix pouces), mais cette lecture ne peut être soutenue plus de quelques minutes avec cet œil, sans que l'asthénopie accommodative se montre et l'oblige à cesser toute attention.

Quant à l'acuité, elle est encore normale pour l'o. d. comme pour l'og. dont S = 20/20.

Notre malade éprouve une grande faiblesse musculaire, avec une sensation de chatouillement sous la plante des pieds; de plus il est atteint de frigidité absolue depuis six mois.

Étant jeune, il a fréquemment eu de nombreux rapports successifs, 6, 7 et 8 dans une nuit? Il était taillé en hercule et il paye aujourd'hui un peu chèrement des travaux qu'il accomplissait sans compter.

Combien malheureusement en voyons-nous arriver au même résultat, pour avoir par ignorance commis des écarts auxquels ils ne se seraient certainement pas laissés aller, si on leur eût donné quelques préceptes d'hygiène, si salutaires sous ce rapport comme sous tant d'autres, et que les maîtres passent toujours sous silence.

b. Paralysie faciale. 2 cas.

H. de 79 ans, paralysie de la VIIe et de la Ve paires du côté droit. L'od est absolument insensible ; la cornée ramollie présente une desquamation épithéliale ; un chémosis séreux l'environne de toute part mais surtout en bas ; il y a une déviation de la langue et de toute la moitié droite de la face. Surdité du côté correspondant. Impossibilité de clore la paupière, ce malade a subi depuis quelque temps l'application de courants faradiques. Nous lui avons proposé de faire temporairement l'occlusion des paupières à l'aide de ligatures pour protéger la cornée menacée de sphacèle; il a voulu attendre et huit jours après, quand il s'est présenté à notre consultation, il y avait une fonte purulente de la cornée.

F. 49 ans, paralysie de la VIIe paire o. g. cette femme a eu une attaque d'apoplexie il y a six semaines avec hémiplegie, dit-elle, mais il n'en reste pas de trace. L'orbiculaire seul et les muscles de la face du côté gauche sont paralysés. La cornée commence à s'ulcérer et est entourée de chémosis dur; occlusion constante avec un bandeau et fomentations chaudes, l'ulcère se répare et la guérison est complète en six semaines.

c. Paralysie de la IVe paire, 2 cas.

2 H. dont l'un a eu une congestion cérébrale trois semaines auparavant et dont l'autre a eu une périostite du fond de l'orbite très probablement guérie avec l'iodure de potassium.

d. Paralysie de la VIe paire, 6 cas.

Parmi lesquels : Une F. de 39 ans paral. de cause syphilitique; un H. de 39 ans, peintre, paralysie également de cause syphilitique. Accident très-tardif. F. de 47 ans, paral. o. g. de cause inconnue. Enfin une jeune fille de 21 ans, mademoiselle C... nous est adressée le 4 avril par notre excellent confrère le docteur De Moulins, pour une diplopie tenant à une parésie de la VIe paire droite. Cette jeune fille se plaint depuis quelques jours de voir double; sa santé générale a toujours été parfaite et c'est à cause de ce seul trouble de la vision, pour le vertige qu'il a occasionné, et aussi parce qu'on lui a dit qu'elle louchait depuis quelques jours, qu'elle s'est déterminée à consulter un oculiste. *L'examen ophthalmoscopique ne révèle aucun trouble dans la circulation rétinienne; la papille est normale ;*

l'acuité $\frac{20}{20}$; malheureusement le champ visuel n'a pas été pris, je croyais pouvoir le prendre à une consultation ultérieure. Après l'examen du fond de l'œil, je priai cette jeune fille de fermer les yeux et de se tenir debout alternativement sur chacun des membres et je pus constater une faiblesse très-marquée de tout le côté gauche du corps.

La jeune fille croyant que c'était le talon de ses bottines qui l'empêchait de se tenir sur une jambe, se débarrassa lestement de sa chaussure, mais le résultat fut identique, à son grand désappointement.

Cette parésie de la VIe paire, jointe à la faiblesse marquée de la moitié gauche du corps, me fit porter un pronostic grave et penser comme cause de cette paralysie, à la présence d'une tumeur à la base du crâne.

Quelques jours après, j'appris que la jeune fille n'était pas revenue chez moi parce qu'elle se trouvait plus malade. — Le docteur Peter lui donnait ses soins, — les phénomènes allèrent en s'aggravant progessivement et tout à coup, le 15 avril, ils prirent une forme rapide; l'hémiplégie du côté gauche devint complète, à la suite de vomissements avec perte de connaissance. Le strabisme convergent devint plus manifeste et lorsque j'allai voir la malade le 4 mai, c'est-à-dire un mois après ma première consultation, je la trouvai dans un état de résolution complète; les phénomènes de compression cérébrale s'accentuaient de plus en plus et le 18 mai elle s'éteignait après avoir conservé la sensibilité et l'intelligence jusqu'à son dernier soupir, elle comprenait tout ce qu'on lui disait et faisait effort, mais en vain, pour y répondre.

XVII. STAPHYLOME.

Staphylome, total 6 cas.

Occasionnés par des ophthalmies purulentes. Sur ces 6 cas un enfant a été opéré, (voir opération enf. Wolfer.)

Staphylome partiel, 4.

Ophthalmie sympathique, 2 cas, dont un opéré (voir ci-après).

Staphylome sclerotical (énucléation).

XVIII. TUMEUR DE L'ORBITE.

F. de 55 ans. Cancer de l'orbite arrivant à fermer complétement l'od. ; vision encore bonne lorsqu'on soulève la paupière, induration squirrheuse des deux paupières depuis un an. Induration de même nature au sein gauche avec ganglions sous-axillaires depuis déjà deux ans, malgré cela bonne santé générale.

XIX. PHTHISIE DU GLOBE DE L'ŒIL.

Suite de variole, 5 cas.
— d'ophthalmie purulente, 4 cas.
— d'opération de la cataracte, 3 cas.
Sclérose des cornées, 2 cas.

XX. RÉFRACTION.

Hypermétropie corrigée par les verres, 28 cas.

— avec asthénopie accommodative 14 cas.

Myopie, 43 cas se décomposant ainsi :

M. faible avec staphylome postérieur considérable 1 cas.

M. avec staphylome antérieur, 1 cas.

M. 1/10 sans sclerochoroïdite postérieure, 1 cas.

Myopie forte avec corps flottants du corps vitré. 4 cas.

Myopie trés-forte avec décollement rétinien, 4 cas.

Myopie 1/8 avec large staphylome et atrophie choroïdienne au niveau de la macula, 3 cas.

Myopie extrême (1/2) avec atrophie choroidienne très-étendue, 1 cas.

Myopie forte avec luxation du cristallin, 2 cas.

M. avec staphylome postérieur habituel. 27 cas.

Astigmatisme régulier, 1 cas.

— irrégulier, 2 cas.

Presbyopie, 11 cas.

XXI. STRABISME.

Convergent (voir opérations).

Divergent lié à M, 1 cas.

Alternatif — hypermétropique, 2 cas.

XXII. EXOPHTHALMOS.

Lié au goître et à l'affection cardiaque, 1 cas.

TROISIÈME PARTIE

OPÉRATIONS.

1° Cataractes simples :
- a. Séniles. 53
- b. Congénitales 3
- c. Traumatiques 2

compliquées :
- a. Diabétiques 1
- b. Iridochor. glaucomateuse. 5
- c. Ambyolopie 1

2° Glaucome, 25 cas traités par :
- Scléroticotomie (Obs. III). 1
- Iridectomie. 16
- Énucléation. 8

3° Leucome adhérent, 6 cas. traités par;
- Iridectomie. 6

4° Tatouage de la cornée 2

5° Iritis à rechute et iridochoroidite.
- Traitées par iridectomie. 15

6° Staphylome.
- Sclérotical (iridectomie). 2
- Cornéen (total par ablation). 1
- — (partiel iridectomie). 1
- — panophalmie (incision) 1

7° Opération de Sœmish (voir Kératite à hypopion). 3

8° Kystes dermoïde. 1
- — Sébacé 2

9° Strabisme convergent. 5
- — divergent par asthénopie mus. 1
- — — par anisométropie. 1

10° Abrasion de la conjonctive (péritomie). 3

11° Iridotomie. 3

1° *Cataractes.*

L'hospice des Quinze-Vingts ainsi que nous l'avons fait connaître au début de ce travail, ne reçoit que des aveugles incurables ; on n'y peut pas recevoir temporairement des malades atteints d'affections oculaires les mettant dans la nécessité de subir une opération à l'aide de laquelle ils échapperaient pourtant à la cécité définitive.

C'est là une lacune que notre plus vif désir serait de voir combler, et voici le moyen qu'on pourrait employer pour y arriver sans s'éloigner du but qui a présidé à la fondation de l'hospice. Le but de l'établissement étant, en effet, de venir au secours des aveugles de France, et le nombre de ceux-ci étant tel que les secours de l'administration ne peuvent s'adresser qu'à une minorité infime, il y aurait, à notre avis, un meilleur emploi des ressources si, sans toucher à la part affectée aux trois cents aveugles de l'hospice, on voulait bien consacrer une partie des ressources réservées aux aveugles externes, à fonder à l'infirmerie quelques lits pour recevoir les aveugles dont la cécité serait susceptible de guérison à l'aide d'une opération.

Ces sortes d'opération, d'après notre propre expérience, ne nécessitent qu'un séjour de six à douze jours, en moyenne dix jours ; pour une iridectomie, dans un glaucome, il ne faut pas un séjour de plus de six jours ; pour une cataracte, il n'est pas nécessaire de rester plus de huit à dix jours. Si donc on prenait dans l'infirmerie déjà existante cinq lits, par exemple, pour les personnes menacées de cécité définitive et susceptibles de guérison par une opération, on aurait la satisfaction d'empêcher deux cents personnes par année de devenir aveugles, et par là réduisant d'autant le nombre de ceux qui demandent des secours, on aurait la certitude d'avoir fait œuvre vraiment humanitaire. Personne, en effet, ne contestera qu'il soit plus profitable d'employer une somme donnée, à prévenir la cécité qu'à la secourir, surtout si l'on songe que les secours par eux-mêmes très-insuffisants ne s'adressent qu'à environ 1 sur 15 des aveugles de France, ainsi que nous l'avons établi dans notre statistique au début de ce travail, et qu'ils sont versés à perpétuité aux ayants droit.

Telle est la réalité des choses, et nous nous estimerions bien heureux si l'attention des personnes compétentes, une fois éveillée sur ce sujet, nous pouvions les amener à se pénétrer plutôt de l'esprit que de la lettre qui a présidé à l'établissement de cette fondation hospitalière unique, esprit si éminemment français, c'est-à-dire généreux et compatissant.

En attendant la réalisation de ce vœu, nous avons dû fonder dans le voisinage de l'hospice, un dispensaire nous permettant de recevoir les opérés qui, comme c'est le cas le plus fréquent dans les maladies des yeux, ne peuvent s'en retourner chez eux après avoir subi une opération.

Nous avons eu cependant, avant d'avoir fondé notre clinique, quelques extractions de cataracte à pratiquer dans ces conditions, notamment une sur une pauvre aveugle du dehors, atteinte de glaucome absolu, et dont le cristallin cataracté était luxé et à moitié passé dans la chambre antérieure. Cette pauvre femme éprouvait depuis quelques temps, des douleurs très-vives qui passèrent après l'extraction de son cristallin. Je pratiquai la kératotomie inférieure et la sortie se fit avec la plus grande facilité; un pansement par occlusion, des instillations du collyre d'atropine, tels furent les soins que sa fille lui donna chez elle, après quoi elle reconduisit sa mère à l'hospice pour me remercier quinze jours après. Tout s'était fort bien passé.

Dans un second cas, il s'agissait d'une femme demeurant dans le voisinage de l'hospice. Mme Goyeux, faubourg Saint-Antoine, 79, atteinte de cataracte corticale od avec M considérable; elle fut opérée à l'hospice par le procédé récemment mis en honneur par Liebreich : kératotomie à l'union du tiers moyen avec le tiers inférieur de la cornée, sortie facile du cristallin. Il y eut procidence de l'iris, à travers la plaie connéenne, et finalement une synéchie antérieure ; quelques masses corticales qui n'avaient pu être évacuées devinrent le point de départ d'une cataracte secondaire, de telle sorte qu'après avoir vu assez nettement pendant quelque temps, notre opérée ne conserva plus qu'une appréciation qualitative de la lumière, résultat médiocre qui eut pu cependant être très-amélioré par une iridotomie ultérieure. Sur ces entrefaites, notre opérée fut entraînée chez un confrère du voisinage qui, oubliant qu'on ne doit pas toucher à un œil opéré avant qu'il se soit écoulé un temps considérable, lui proposa et pratiqua une opération secondaire dont il était difficile de dire la nature et à la suite de laquelle la cécité fut complète pour cet œil.

Vers la même époque, j'eus l'occasion d'opérer, par le même procédé, mais chez elle cette fois, une femme de cinquante ans, Mme Leroux, atteinte de cataracte corticale sur l'od. Je fis, avec l'assistance de M. Phélebon, la ponction et la contre-ponction dans la sclérotique à 1 mill. de la cornée de chaque côté; l'extrémité médiane de l'incision, correspondant à 2 mill. du bord inférieur de la cornée. La sortie du cristallin s'opéra très-facilement et entraîna en même temps de grosses masses corticales; la pression avec le doigt en fit encore sortir; mais l'iris s'étant précipité dans la plaie, il fallut le réduire avec un stylet.

Au pansement du soir il fallut encore réduire la hernie de l'iris qui venait de se reproduire pendant un effort de toux que fit l'opérée après que le bandeau venait d'être enlevé.

Il est resté un enclavement partiel de l'iris dans

les deux coins de la plaie cornéenne. L'opérée a pu sortir le huitième jour, sans avoir souffert des suites de l'enclavement.

L'acuité déterminée cinq semaines après donna un résultat assez satisfaisant avec + 3 1/2 S = 2/3. avec + 2 1/2 lit le 1 1/2 Snellen.

Voilà les deux seules opérations que nous ayons pratiquées par le procédé de Liebreich, car la première ne compte pas; c'était une cataracte compliquée de laquelle il n'y avait rien à espérer. — C'est peu assurément pour juger une méthode; aussi n'aurions-nous pas cette prétention si nous ne devions nous appuyer que sur notre propre pratique. Mais si nous nous reportons à la mémorable discussion de la Société de chirurgie sur ce sujet, nous pouvons sans encourir le reproche d'exagération, et nous appuyant sur les faits qui ont été établis dans cette discussion même, affirmer que cette méthode d'extraction, expose dans l'immense majorité des cas à des synéchies antérieures et postérieures, à des cataractes secondaires, et ce qui est autrement redoutable, à des iridochoroïdites glaucomateuses qui non-seulement compromettent la vision à tout jamais, mais encore obligent à pratiquer plus tard et dans de très-mauvaises conditions, l'opération que l'auteur de la méthode a voulu surtout éviter, c'est-à-dire l'iridectomie.

En vérité, l'avantage de pouvoir extraire le cristallin sans aide, sans écarteur, sans fixation de l'œil, et nous ajouterons même en voyage, puisque l'inventeur se tient à califourchon entre Paris et Londres, nous paraît trop chèrement acheté pour que nous croyions devoir nous abstenir de juger ce procédé avec toute la sévérité qu'il comporte :

Aussi le déclarons-nous hautement, ce procédé, dont en somme M. Liebreich n'a pas suffisamment fait connaître les résultats statistiques, nous paraît convenir seulement dans les cas rares où on ne peut se faire assister par personne et être pour ainsi dire un pis aller. Nous le jugeons absolument mauvais, et nous sommes surpris que ce procédé ait rencontré d'aussi chaleureux défenseurs à la Société de chirurgie.

Les statistiques publiées par les oculistes qui, comme méthode habituelle d'extraction, pratiquent l'iridectomie, nous paraissent de nature à le faire abandonner sans le moindre regret.

Pour ce qui est des complications qui suivent la plupart des opérations pratiquées par cette méthode, nous ne les inventons pas, mais nous sommes en quelque sorte en état de les inventorier.

Il ne se passe guère de mois, en effet, où nous n'ayons l'occasion de délivrer des certificats de cécité incurable à de pauvres malheureux opérés par le procédé en question. C'est lui qui fournit le contingent le plus élevé parmi les demandes d'admission à l'hospice des Quinze-Vingts.

Après les victimes de ce procédé viennent comme fréquence dans la catégorie des cécités à la suite d'opérations de cataracte, les pauvres malheureux auxquels on a pratiqué le broiement ou la réclinaison, car il y a encore des chirurgiensqui en sont là. Comment peut-il se trouver encore des partisans de procédés aussi surannés, c'est ce que nous ne nous chargerons pas d'expliquer.

Nous donnons, quant à nous, la préférence au procédé de de Græfe modifié, c'est-à-dire à l'iridectomie après kératotomie supérieure à petit lambeau, avec ponction et contre-ponction à 1 mill. 1/2 de la cornée dans la sclérotique à très-peu près à l'union du tiers-supérieur avec le tiers-moyen de cette membrane, faisant ainsi une ouverture beaucoup moins linéaire que celle de de Græfe, mais par là même exposant beaucoup moins aussi à l'issue du corps vitré. Il faut que l'ouverture de la plaie cornéenne ait de 10 1/2 à 12 millimètres pour livrer passage au cristallin sans que celui-ci soit soumis à des pressions et à un véritable accouchement laborieux à travers la plaie cornéenne. On peut donc, en descendant plus bas que de Græfe, et en se tenant dans les limites données, faire une incision suffisante et pour ainsi dire intermédiaire entre l'incision de de Græfe et l'incision à grand lambeau. De cette façon il devient plus aisé de faire sortir les masses corticales qui, lorsquelles sont retenues dans les plis de la capsule, diminuent considérablement l'acuité de lavision, et trop souvent même ne tardent pas à devenir le point de départ de cataractes secondaires si nombreuses dans les autres procédés.

Ce procédé exige absolument un aide intelligent, deux même ne sont pas de trop, et si on veut marcher vite ils sont indispensables.

Évidemment ce n'est pas là le dernier mot de la chirurgie oculaire, et la méthode est loin d'être parfaite; telle qu'elle est, cependant, on peut dire, preuves en main, que c'est celle qui donne les meilleurs résultats, ou plutôt la plus petite somme d'insuccès complets. Avec elle, en effet, les inflammations de l'iris et de la choroïde aboutissant à la phthisie du globe sont relativement fort rares.

Les inconvénients de la méthode résident principalement dans l'éblouissement résultant de l'iridectomie, dans le transport en haut de la pupille qui se remonte quelque temps après l'opération, dans l'astigmatisme qui suit la cicatrice de la plaie sclérocornéenne, enfin elle expose aussi, quoique dans des proportions tout-à fait restreintes et relativement négligeables à l'enclavement de l'iris dans les coins de la plaie; et on peut dire relativement à cette dernière complication que ce qui est la règle par la méthode de Liebreich devient ici l'exception très-rare.

Le problème à résoudre est très-complexe, il ne s'agit en effet de rien moins que d'extraire un organe mort, le cristallin, avec une partie de sa capsule, toutes les fois que cela est possible, sans léser les milieux qui l'entourent, et qu'il est de la dernière importance de ménager. Les difficultés surgissent dans chaque nouvelle opération, et ce qui les augmente encore, c'est l'absence de points de repère fixes pour la ponction et la contre-ponction ; ici, en effet, il n'y a pas d'interlignes, pas de saillie, pas de vaisseaux pouvant servir de guide. A chaque opération il faut surveiller avec le même soin les points que le couteau doit traverser pour donner une longueur suffisante, ni trop grande, ni surtout trop petite à l'incision par laquelle doit passer un cristallin de 7 à 8 millimètres.

A ce titre il y a encore beaucoup à faire, mais du moins doit-on faire tous ses efforts pour chercher toujours à améliorer ce qui existe au lieu de revenir purement et simplement en arrière, et de remettre en honneur en leur donnant un nouveau nom des procédés qui ont été eux-mêmes autant d'étapes pour réaliser une amélioration déjà acquise.

Pendant que nous suivions avec assiduité et en y prenant un si grand intérêt, la clinique ophthalmologique si richement fournie de M. de Wecker, nous avons pu voir quels excellents résultats donne la méthode linéaire combinée ; asssi après les avoir comparés aux résultats que donnent les diverses autres méthodes, et notamment la méthode à grand lambeau, notre choix a été bientôt fait. Nous avons adopté, non pas seulement d'enthousiasme, mais bien après réflexion et comparaison, la méthode que nous avions vu mettre constamment en usage à la clinique de M. de Wecker. La suite de ce travail démontre par les résultats aux quels nous sommes arrivés nous-mêmes que nous ne devons pas regretter d'avoir complétement laissé de côté les procédés que nous avions vu mettre en pratique dans les hôpitaux, notamment par notre regretté maître M. Velpeau.

Après l'avoir entendu prôner avec conviction la méthode à petit lambeau avec iridectomie, nous devons avouer que notre surprise a été grande d'apprendre que M. de Wecker, dont les statistiques sont si satisfaisantes, par le procédé qu'il a mis en usage pendant plus de douze ans, s'est tout à coup ravisé et cherche à éviter actuellement à ses opérés la section de l'iris, que nous lui avons entendu recommander pendant si longtemps, non-seulement comme inoffensive, mais comme favorable à la guérison rapide et sans complications des opérés de cataracte.

Assurément les inconvénients que nous avons signalés comme inhérents à la méthode par iridectomie, sont réels et doivent susciter de nouvelles recherches pour les diminuer autant que possible, et les réduire à un minimum.

C'est cette préoccupation qui a conduit évidemment le partisan le plus autorisé et le plus ferme soutien de la méthode de de Graefe modifiée à changer, comme on dit vulgairement son fusil d'épaule, et à s'écarter pour un temps des règles qu'il avait lui-même posées avec tant de précision.

Nous attendrons, pour juger ce procédé, les statistiques que, suivant une habitude scientifique trop rarement imitée, ne manquera certainement pas de nous faire connaître l'inventeur, et nous n'hésiterons pas à le mettre à profit pour peu que les résultats le recommandent ; considérant comme un devoir de nous déterminer seulement, d'après les faits observés, et jamais d'après des idées préconçues.

Le procédé que M. de Wecker recommande actuellement, et dont il vient de donner connaissance à l'Académie des sciences, porte le nom de d'«extraction à lambeau périphérique,» c'est une méthode qui, sous certains rapports, se rapproche de celle de Daviel, seulement à la différence de l'illustre chirurgien français qui taillait un grand lambeau *dans la cornée*, au risque de voir celui-ci se renverser, ou même se sphaceler par défaut de nutrition, M. de Wecker fait son lambeau moins grand, et il le taille *à l'union même de la cornée et de la sclérotique* ; de cette façon la nutrition est assurée. De plus, la ponction et la contre-ponction étant faites à la hauteur du tiers supérieur avec le tiers moyen de la cornée (1), l'incision est à très-peu près de 11 millim. et demi, c'est-à-dire suffisante pour livrer passage au cristallin. M. de Wecker gagne ainsi par la largeur qu'il donne à la base de son lambeau, ce que Daviel demandait à la hauteur, et il ne peut y avoir que profit à ce changement. C'est, comme on le voit, avec une hauteur un peu plus grande le lambeau périphérique déjà mis en usage pour pratiquer l'opération de de Graefe modifiée. Il est juste de dire que l'incision scléro-cornéenne ou périphérique, à moins de complications se réunissant toujours par première intention, devra être préférée dans tous les cas à l'incision cornéenne, mais surtout chez les vieillards, où le défaut de nutrition est plus particulièment redoutable.

Pour opérer la sortie du cristallin dont la capsule vient d'être discisée, M. Wecker, à l'aide du doigt appliqué sur la paupière inférieure refoule celui-ci vers l'ouverture, tandis qu'avec une mince spatule en caoutchouc, inventée pour cet usage, il déprime la lèvre supérieure de la section et l'*insertion périphérique de l'iris*, de façon à décoiffer le cristallin de l'iris qui tend à l'envelopper au moment de sa sortie.

Par cette manœuvre simple, le cristallin doit sortir facilement; mais en est-il de même des masses corticales? Celles qui sont opaques trahissent leur présence par leur opacité même, quant à celles qui ne sont pas encore opacifiées, comme c'est le cas dans les cataractes nucléaires incomplètes, si déjà, comme tous ceux qui en ont opéré le savent fort bien, on a beaucoup de peine à les évacuer lorsqu'on a préalablement enlevé un lambeau d'iris, combien, avec

(1) M. de Wecker a fait construire pour cet usage un couteau qui a la forme du couteau de de Graefe avec des dimensions doubles.

plus de raison, sera-t-il difficile de les faire sortir, alors qu'elles seront dissimulées derrière l'iris ?

Le nombre des cataractes secondaires nous paraît donc devoir augmenter considérablement par l'emploi de ce procédé; aussi ne craignons-nous pas de dire que c'est là un inconvénient sérieux inhérent à toute méthode qui laisse l'iris intact et jusqu'à plus ample information, préférerons-nous exposer l'opéré à l'éblouissement qui résulte de la brèche faite à l'iris. La paupière supérieure, en effet, recouvrant en partie l'ouverture pratiquée à l'iris, diminue ainsi la quantité de rayons luminenx ayant accès dans l'œil, et atténue singulièrement les effets désagréables qui résultent de l'établissement d'une pupille artificielle.

M. de Wecker, après avoir d'abord fait l'incision périphérique en fixant l'œil en dedans, et se servant d'un petit écarteur pour ce premier temps de l'opération, fait dans un second temps la discision de la capsule avec le cystitome ordinaire, puis dans un troisième temps, l'évacuation du cristallin de la façon ci-dessus indiquée. Dans un quatrième temps il procède au nettoyage de la pupille qu'il débarrasse des masses corticales qui peuvent avoir été retenues dans l'œil, en les faisant glisser en dehors par des frottements exercés de bas en haut sur la cornée, à travers la paupière inférieure. « Pendant ce nettoyage, dit-il, on ne se préoccupe aucu-
« nement du prolapsus de l'iris pas plus qu'on n'a
« eu à en tenir compte pendant le deuxième et la troi-
« sième temps de l'opération. L'œil paraissant com-
« plétement débarrassé de tout débris de cataracte,
« si l'iris n'est pas rentré de lui-même dans l'œil,
« on réduit le prolapsus, au moyen de la petite
« spatule que l'on fait doucement glisser à plat dans
« la plaie en repoussant l'iris devant elle.

« Dans un cinquième temps, la partie supérieure
« de l'iris occupant la chambre antérieure, on ins-
« tille 2 à 3 gouttes d'une solution de sulfate

« neutre d'ésérine (5 centigr. pour 10 grammes « d'eau distillée), et l'on attend cinq minutes jus- « qu'à ce que l'action du myotique se produise et « que, la pupille se resserrant, l'iris ne présente « plus la moindre tendance à remonter vers la sec- « tion, lorsqu'on engage le malade à regarder en « bas.

« Le bandeau compressif est alors appliqué, et « l'opéré peut se lever et gagner son lit ; il est pru- « dent d'ôter le bandeau une ou deux heures après « l'opération et de réinstiller de l'ésérine si l'action « du myotique ne se montre pas très-accusée à ce « second examen. Par l'emploi de cette forte solu- « tion d'ésérine, ajoute-t-il, on obtient un myosis « considérable qui dure plus de vingt-quatre heures, « temps suffisant pour la réunion de la plaie, de « façon qu'on peut alors, au besoin, recourir aux « mydriatiques sans avoir à craindre un enclave- « ment de l'iris. »

Jusqu'à ce jour les chirurgiens qui pratiquaient l'incision scléro-cornéenne s'attachaient, à l'exemple de Desmarres père, à prolonger l'incision de façon à recouvrir la plaie avec un lambeau conjonctival. Cette méthode nous a paru utile dans la pratique. Dans son nouveau procédé, M. de Wecker ne fait plus de lambeau conjonctival ; mais si c'est là un détail peu important, il n'en est pas de même, à notre avis, de la nécessité dans laquelle le place son nouveau procédé de recommander l'emploi du collyre d'ésérine, et nous dirons à ce propos qu'il nous a été toujours très-difficile d'obtenir une bonne préparation, à l'aide de la formule indiquée, chez des pharmaciens cependant consciencieux et fournissant d'ailleurs de très-bonne atropine. Toutes les fois que nous avons dû avoir recours à ce collyre, soit pour réduire un prolapsus traumatique, soit dans les cas de paralysie de l'accommodation, nous avons noté une inégalité, une incertitude dans l'effet de ce médicament, et aussi une irritation de la conjonctive oculaire qui nous paraissent constituer un obstacle sérieux à son emploi à la suite de l'opération de la cataracte, c'est-à-dire à un moment où on a besoin de produire une action soutenue et pour ainsi dire tétanique du sphincter pupillaire.

Cela dit, nous allons faire connaître les résultats des opérations de cataracte que nous avons pratiquées dans le courant de l'année par l'incision scléro-cornéenne à petit lambeau périphérique avec iridectomie.

L'acuité visuelle a été déterminée pour chacun de nos opérés par un opticien, M. Crétès, qui tient registre de ces déterminations; nous nous bornons à transcrire les résultats obtenus chez lui lorsque les opérés viennent nous retrouver avec leurs lunettes et la note de leur acuité que nous contrôlons à la clinique.

Cataractes simples.

A. Cataractes séniles.

1° Mme Rivière de Châtellerault, 65 ans.

Cataracte régressive sur l'od., perdu depuis vingt ans ; pas de phosphènes.

L'og. est perdu depuis dix ans, mais il conserve une perception lumineuse qui nous détermine à tenter l'opération. Le phosphène jugal fait défaut : les trois autres existent, et la personne a le plus vif désir de se faire opérer. Cette dame avait une forte myopie avant de perdre la vue : jamais elle n'a éprouvé de douleurs de son œil gauche, de sorte que, malgré les craintes, qu'on devait avoir de rencontrer une cataracte compliquée, l'opération est décidée et pratiquée.

Rien à noter pendant l'opération ; après celle-ci les doigts ont été comptés à la suprême satisfaction de la patiente qui n'osait pas espérer un si beau résultat. Tout se passe bien dans les suites de l'opération, et dès le huitième jour la malade peut sortir et voit très-suffisamment pour se conduire, le dixième jour elle se donne un coup sur l'œil contre l'angle d'un meuble, et je constate à ma visite un hyphéma dont la résorption se fait assez rapidement, grâce aux instillations d'atropine et aux fomentations chaudes : en huit jours il n'en restait plus de traces.

Trois semaines après l'opération, l'examen ophthalmoscopique fait découvrir un staphylome postérieur très-étendu avec une large plaque de pigment dans la rétine, traces évidentes de la scléro-choroïdite postérieure dont elle a souffert avant le développement de la cataracte.

Les verres convexes n'améliorent pas l'acuité qui est égale à 2/3. Elle est très-heureuse de ce résultat et ne demande pas de verres.

Nous dirons, pour n'avoir pas à y revenir dans la suite de ce travail, que nous avons régulièrement employé le collyre d'atropine dans tous les cas (sauf ceux où il est spécifié que nous ne l'avons pas employé), dès le second jour de l'opération, quelques fois aussi avant l'opération.

2. Madame Breton, 58 ans. Cataracte sénile, rien à noter pendant l'opération ni après.

Og. s= $\frac{4}{5}$ avec + 2 1/2 lit le n° 2. Snellen.

3-4. Madame Canoy, 69 ans. Cataractes séniles, opérées le même jour des deux côtés, restée au dispensaire 9 jours, ne sait pas lire, od. s = 2/3 avec + 3 1/2.

Voit l'heure 10" avec + 2 1/2 og s = 2/3 avec 3 1/2.

5. Madame Brigny, 72 ans. Cataracte, sénile complète og. Sortie facile du cristallin, quelques masses corticales faisant corps avec la capsule n'ont pu sortir. Tentative pour extraire la capsule avec la pince de Wecker, je n'ai pu en avoir que de petits lambeaux.— Restée au dispensaire 12 jours, le bandeau a déterminé un eczema des paupières qui a guéri par la suppression du bandeau et l'emploi de la fécule de riz.

Og. s = $\frac{20}{30}$ avec + 4 avec + 2 1/2 lit le n° 2. Snellen.

6. Madame Crinon, 45 ans. Cataracte sénile od. — Restée à la clinique 9 jours.

Od. s= $\frac{20}{20}$ avec + 3 1/2 avec + 2 1/2 lit le n° 2. Snellen.

7-8. M. Jouvenot, 63 ans. Cataractes séniles complète og. moins avancée od. mais permettant difficilement de se conduire.

Opéré des deux côtés le même jour ; og rien de particulier ; la sortie du cristallin s'est opérée facilement de même que celle des masses corticales.

Od. Section d'un lambeau d'iris avec le couteau de Grœfe en achevant la section sclero-cornéennne ; dans un mouvement brusque de l'œil en haut, la pince qui cherchait à saisir l'iris a heurté la zonule de zinn qui a été rompue ; aussitôt écoulement abondant du corps vitré. Cependant la capsule est immédiatement discisée et le cristallin extrait avec la curette de Pageustecher, pansement immédiat. — Dans la journée et la nuit il y a eu des douleurs et des photopsies du côté droit ; mais à partir de ce moment, les douleurs cessent complètement et tout s'est bien passé ; l'opéré est sorti de la clinique au onzième jour, — l'od, était très-bien, l'og. renfermait encore des masses corticales qui se sont resorbées dans la suite.

Acuité prise six semaines après l'opération.

og s = 2/3 }
od s = 2/7 } avec + 3 1/2 ; pour près + 2 1/4. lit le 2. Snel.

9. M. Beaucour, 66 ans. Phthisie de l'og. opéré de cataracte il y a un an par la méthode du broiement dans un dispensaire de la ville ; od catar. sénile avec larmoiement.

J'ai d'abord guéri le larmoiement et au bout de dix cathétérismes, dès qu'il n'y a plus eu de sécrétion le matin, j'ai opéré l'od le 2 mars : rien à noter pendant l'opération dont les divers temps se sont très-heureusement passés ; le 3, chémosis commençant en bas et en dedans, humeur aqueuse très-nette. Cathétérisme du canal nasal pendant deux minutes, collyre d'atropine ; pansement par occlusion : le 3, le 4, le 5 et le 6 même chémosis, absence de douleur, la chambre antérieure se reforme seulement le 4, cathéterisme tous les jours. Le 7, très-bon état, sorti le 12. Durée du séjour 10 jours.

Od s = $\frac{2}{3}$ avec + 3 1/2. — Illetré voit l'heure à 10".

10-11. Madame Bérille, 57 ans. Cataractes doubles, regressive og. noyau de 3 millim. seulement de diamètre ; od. opéré le même jour. Cataracte entièrement molle, laiteuse, cystique. *Absence* de noyau. Les suites ont été tout à fait régulières. — L'opérée, marchande des quatre saisons est restée 8 jours à la clinique et a repris son métier. — Très-contente et ne voulant pas acheter de verres.

Od + 4 s = 4/5. og + 4 s = $\frac{18}{20}$ ou $\frac{4}{5}$.

12. Madame Chanteloup, cat. sénile complète od. larmoiement ancien opéré depuis trois mois, il reste cependant encore des larmes dans les yeux mais pas de sécrétion au moment de l'opération, opérée le 16 mars.

Il s'est produit un enclavement de l'iris dans le coin interne qui n'a déterminé aucune douleur appréciable et qui est maintenant entièrement affaissé et flétri.

Od s = 2/7 avec + 3 1/2 avec + 2 1/4, lit le 1 1/2. Snellen.

13. Madame Guilloret, 70 ans. Cataracte sénile og, opérée le 16 mars, sortie le 28.

Og. s = $\frac{2}{3}$ avec + 4 avec 2 1/4, lit le 2. Snellen.

14. Madame Prévost, 69 ans. Cat. sénile od. opérée le 2 avril sortie le 13.

Od. s = 2/7 avec + 3 1/2. avec + 2 1/2 lit le n° 2. Snellen.

Verres noircis avec large fente pour détruire l'éblouissement.

15. M. Lenard, 77 ans, catar. sénile complète, o. g. très-avancée, o. d., avec larmoiement et commencement d'ectropion par larmoiement o. g., guéri d'abord le larmoiement. 10 cathétérismes; opéré la cataracte le 1er avril.

La capsule était très-dure, le cristallin fut luxé pendant la discision; il est sorti néanmoins par la pression douce exercée de bas en haut et de dehors en dedans que je faisais avec la curette de Pagenstecher, tandis que le docteur Gauran qui a eu l'obligeance de m'assister dans presque toutes mes opérations, exerçait une contre-pression au côté interne de la lèvre supérieure de l'incision.

Le noyau était très-large, et sa sortie a été accompagnée de l'issue de masses corticales ainsi que d'une faible quantité de corps vitré.

Le soir léger œdème de la paupière supérieure occasionné par l'écarteur; pas de chémosis, pupille très-nette; cicatrisation rapide de la plaie sans aucune douleur. Dès le 3 la chambre antérieure se reforme. Il y a encore un peu de sang épanché. Collyre d'atropine.

Le 4 le malade se lève pendant deux heures.

Le 5 carré de soie, lunettes bleues; bandeau pour la nuit seulement.

Le 5. M. L.... qui avait depuis quelque temps une diarrhée incoercible, a eu une garde-robe sanglante; un verre à madère de sang pur. Malgré des conditions de santé générale défavorable, tout s'est passé régulièrement et on ne peut mieux dans les suites de l'opération.

Le 27 avril. M. L. est venu chez moi, et son acuité a été 2/5 pour loin avec + 4 avec + 2 1/2 il a lu le n° 1 1/2 de Snellen.

16. M. Germont, 50 ans. cataracte noire o. d., les milieux sont absolument impénétrables; bonne perception lumineuse. Opéré le 9 avril, sorti le 22.

En retirant la pince à fixation, il y a eu issue d'un peu de corps vitré; très-bon état les 10, 11 et 12.

Le 13. Il a voulu manger à table ce que sa mère lui avait apporté : il a pris froid, s'est recouché et a senti des douleurs; le lendemain léger chémosis et iritis.

Le 15, Teinte verdâtre de l'iris, le 16, léger hypopyon. Collyre d'atropine et fomentations chaudes.

Dès le 17 l'hypopion disparaît ainsi que les douleurs, l'amélioration continue, et il sort le 21.

Deux mois après S = 2/3 avec 3/2; lit le n° 2 avec +2 1/2.

17. M. Larrieu. Cataracte sénile o. g.

Opéré le 15 avril, sorti le 24.

S = 1 avec + 3 1/2 avec + 2 1/4, lit le 1 1/2 Sn. à 7" pouces.

18-19. Mme Anguis, 56 ans, o. g., cataracte sénile, regressive, capsulo-lenticulaire remontant à 13 ans.

O. d, Cataracte corticale presque complète; on lui avait fait la recommandation dans une clinique de Paris de ne jamais se faire opérer. Cependant, comme elle n'y voit plus à se conduire; elle se décide, n'ayant pas grand'-chose à perdre. j'opère l'o. g. le 17 avril.

La capsule épaissie et doublée de masses corticales restant dans le champ pupillaire, j'essaye d'en avoir des fragments avec la pince kystitome, mais je n'en pus presque pas extraire tant elle était épaissie et résistante.

Le 22 elle se décide à l'opération pour l'o. d., dans lequel il restait encore quelques masses corticales au moment où elle quitta la clinique, c'est-à-dire le 2 mai, très-contente d'avoir été opérée.

Elle revint de la campagne le 2 juillet pour avoir des lunettes. O. g. avec + 4 1/2 S = 2/3.

avec + 2 1/2, lit le n° 5 à 10".

O. d. avec+4 1/2 S=2/3, lit le n° 1 1/2 à 8" avec+2 1/2.

20. M. Dagomer, 53 ans, cataracte sénile corticale o. d Opéré le 27 avril, sorti le 9 mai en très-bon état, avec + 3 1/2 S = $\frac{20}{30}$ avec + 2 1/4, lit le n° 3 Snellen.

21-22. Mme Carpentier, 68 ans. Cataractes séniles des deux côtés. — Opérée le 9 mai, sorti le 14.

O. d. rien de particulier à noter.

O. g. issue d'un peu de corps vitré.

Quelques douleurs les trois premiers jours, mais sans troubles de l'humeur aqueuse ni sécrétion.

O. d. avec + 3 1/2 S = $\frac{20}{30}$ avec + 2 1/2, lit le n° 3 Snellen.

O. g. avec + 3 1/2 S = 2/7 avec + 1/2, lit le n° 4 à 9".

23. Mme Jacquemart, 68 ans. Catar. sénile, complète o. d.

Opérée le 11 mai, sortie le 20 mai.

S = $\frac{20}{20}$ avec + 3 1/2 ; avec + 2 1/4, lit le 1 1/2 Sn. à 8".

24. Mme Champagne cataracte regressive o. d.

Opérée le 13 mai, sortie le 23.

Illetrée S = 2/3 avec + 3 1/2 ; avec 2 1/4, voit l'heure à 6".

25-26. M. Monneur. 55 ns. Cataractes noires, nucléaires, à travers lesquelles on distingue, quoique imparfaitement, la papille du côté gauche ; bonne perception lumineuse. Le travail est devenu tout à fait impossible depuis quelque temps.

Cette observation sera malhenreusement plus longue que les précédentes, mais elle présente bien son intérêt. Cet homme, âgé de 52 ans, ébéniste, s'exprime assez difficilement en français, il est alsacien et comprend très-mal le français; ses paupières sont flasques, toutes ridées et retombent sur les yeux. Il arrive pour se faire opérer après avoir fait un très-copieux déjeuner, accompagné de plusieurs petits verres.

Pendant l'opération de l'o. d., qui se fait sans aucun incident, le patient est pris de sueurs profuses dont on se ferait difficilement une idée : ses vêtements sont entièrement mouillés; on dirait qu'il est tombé dans l'eau. Après avoir fait la pression digitale habituelle pour évacuer les masses corticales, j'insistai de nouveau pour les faire sortir, et j'insistais d'autant plus qu'elles étaient plus difficiles à voir. Cette cataracte étant complétement dépourvue de masses corticales opacifiées.

Au moment où je faisais remarquer à mon ami et assistant, le docteur Lairy, la régularité de l'iridectomie, le magnifique trou de serrure, voilà un brusque mouvement en bas du malade qui, en renversant la lèvre antérieure de la plaie, me força à finir le pansement plus vite que je n'eusse désiré. Un flot d'humeur vitrée (environ une demi-cuillerée à café), venait en effet de s'écouler avant que j'eusse eu le temps (ce qui n'en demanda guère cependant) de ramener avec la curette de caoutchouc la paupière supérieure soulevée, au contact de l'inférieure.

Dès lors je me hâtai de faire un pansement ouaté avec

une bonne compression, et je pratiquai l'opération sur l'o. g. Les deux opérations furent faites par la méthode pure de de Graefe, incision scléroticale; celle de l'o. g. ne présenta rien de particulier à noter. Je fis peu de pressions pour évacuer les masses corticales, et ne voyant rien venir, je lui fis compter les doigts, et je terminai le pansement sans toucher au pansement de l'o. d. La journée se passe sans douleur.

Le lendemain quelques douleurs se font sentir au-dessus de l'o. d. seulement, dont le linge du pansement est très-sale. — Un flot de larmes s'écoule en écartant les paupières des deux côtés. Déjà l'o. d. avait repris sa dimension normale ; pas d'affaissement; la chambre antérieure se reformait déjà. Léger œdème des paupières de chaque côté; instill. d'atropine.

Le soir, même jet de larmes au moment du pansement, l'o. g. ne se dilate pas, instill. de 2 gouttes.

Le 17. Même état, pas de sécrétion, absence complète de douleurs, et je remarque un léger *hypêma dans l'o g.* L'o. d. va très-bien. Le soir, en renouvelant le pansement, on instille le collyre.

Le 18. On met trois fois du collyre dans la journée.

Le 19. Id.

Le 20. L'épanchement de sang a beaucoup augmenté.

L'état œdémateux des paupières oblige à supprimer le bandeau, et dès lors l'épanchement augmente tous les jours dans l'o. g. au point de rouvrir la plaie déjà cicatrisée. Il *commence à se montrer aussi dans l'o. d.*, tout cela sans cause appréciable. Le malade ne se plaint de rien; il a eu des sueurs profuses encore cette nuit sans être trop couvert. En le questionnant j'apprends enfin qu'il n'a pas eu de garde-robe depuis huit jours, et qu'il a fait de vains efforts depuis trois jours. Du reste, dit-il, chez lui il ne va à la garde-robe qu'en prenant de l'aloès. Il était un peu tard pour faire cette révélation; je lui fais aussitôt administrer de l'aloès, avec recommandation expresse de ne pas faire effort pour pousser.

Le 23 et le 24 les choses restent en l'état, c'est-à-dire avec une hémorrhagie remplissant le corps vitré et la chambre antérieure; mais à partir du 25, la résorption commence à se faire, et le malade sort de la clinique avec une vision à peu près nulle.

Le 5 juin il revient et commence à voir un peu de l'o. g.

Le 19. L'opéré dit que sa vue s'améliore, mais on ne peut encore voir que très-imparfaitement le fond de l'œil gauche, l'o. d. est encore plus opaque; la capsule est doublée de masses corticales et est devenue le siége d'une cataracte secondaire.

Le 3 juillet, le malade se conduit tout seul, et on voit des stries éclaircies qui permettent de distinguer le fond de l'œil.

Au mois d'octobre l'opéré peut commencer à peine à travailler, mais l'acuité n'a pas encore été déterminée.

Cette observation est longue, mais j'ai tenu à la donner telle qu'elle a été prise au jour le jour sur le cahier d'opérations, comme toutes les autres, du reste; heureusement que les plus nombreuses sont aussi les plus courtes.

Le 25 novembre une discision est pratiquée avec l'aiguille sur l'o. g. atteint de cataracte secondaire; aussitôt que la capsule a été déchirée, les lambeaux ont été entraînés vers la cicatrice scléro-cornéenne et le champ pupillaire est immédiatement devenu noir. Bandeau compressif sans atropine que le malade ne supporte pas.

Une semaine après, l'acuité est avec + 3 1/2 égale à 2/7; avec + 2 1/2 lit le n° 4 Snellen; peu lettré. Vision suffisante pour travailler.

Le même jour, 25 novembre, une *iridotomie simple* est pratiquée sur l'o. d. La fente a été continuée jusqu'en bas, et les bords se sont immédiatement écartés. Le résultat sur l'o. d. n'est pas aussi favorable que sur l'o. g. La pupille tend à se refermer à cause des exsudations qui doublent l'iris. Voit à peine à se conduire de l'o. d.

27. Mme Contamine, 52 ans, o. d. cataracte regressive. Opérée le 17 juin.

Incision sclérale très-périphérique, beaucoup de sang, noyau très-large; sortie facile des masses corticales.

Le 18, pas de douleur, pas de dilatation, sang obstruant une partie du champ pupillaire.

Les 19, 20, 21, le sang se résorbe, mais la pupille ne se dilate pas, les milieux sont très-transparents; l'iris avait contracté des adhérences anciennes avec la capsule.

Sortie le 28 juin.

O. d. S = 2/3 avec + 4; avec 2 1/4, lit le n° 2 Snellen

28. Mme Contamine. O. g. Cataracte corticale incomplète. Opérée le 26 juillet. Sortie facile d'un large noyau et de nombreuses masses corticales : la chambre antérieure ne s'est reformée qu'au cinquième jour. — Pas de douleurs, et cependant l'iris se dilate peu. Au huitième jour on le voit même faire une légère hernie à la com-

missure interne de la plaie. Les masses corticales qui étaient restées malgré la pression digitale exercée pour les évacuer se dissocient, et l'opérée sort sans avoir eu de douleur ciliaire; cependant l'enclavement de l'iris forme une cicatrice cystoïde qui soulève la conjonctive dans le coin interne. Je fais continuer le bandeau compressif.

Le 28 octobre je fais la ponction de cette petite saillie qui s'affaisse aussitôt par l'évacution de l'humeur aqueuse et ne se reforme pas; la partie enclavée se flétrit et n'a donné lieu à aucune douleur.

L'acuité déterminée quatre mois après donne avec +4, S = 1/2.

Avec + 2 1/4; lit le n° 2 Snellen.

29. M. Mathé, 66 ans. Cataracte sénile complète o. d. Incision un peu trop périphérique. Section d'un lambeau d'iris avec le couteau de Graefe après la contre-ponction, comme si nous avions voulu pratiquer la méthode de Pope.

Sortie facile du cristallin et des masses corticales. Opéré le 17 juin, sorti le 25 en très-bon état.

O. d. S = 2/3 avec + 3 1/2; avec + 2 1/2, lit le n° 1 1/2 à 8".

30. M. Marchand, 47 ans. Cataracte d'apparence verdâtre sur l'o. g. L'o. d. est devenu phthisique à la suite d'une opération pratiquée par extraction dans une des bonnes cliniques de la ville; il y avait du larmoiement des deux côtés, et je suis persuadé que là est la cause de l'insuccès de la première opération, aussi ai-je tenu à rétablir le cours normal des larmes avant de pratiquer l'opération sur l'œil unique qui lui restait.

Après dix cathétérismes, j'ai pratiqué l'opération le 17 juin. — Rien à noter pendant l'opération. Sortie facile d'un cristallin, cependant volumineux, sans issue de masses corticales; pupille très-nette. Sortie de la clinique le 25, en très-bon état, avec + 3 1/2 S = 1, avec + 2 1/2, lit le n° 1 1/2 Snellen.

31. Mme Mollard, 67 ans. Cataracte dure, complète o, g., avec larmoiement; guérison préalable du larmoiement; 15 cathétérismes. Opérée le 19 juin. Sortie pénible d'un cristallin encroûté de masses corticales dures.

La plaie est complétement cicatrisée, et la chambre antérieure reformée dès le 21; cependant l'iris ne se dilate pas; aucune trace d'inflammation ni d'adhérence, et cependant l'atropine reste sans action. Sortie le 2 juillet, avec + 3 S = 2/5, avec + 2 1/2; lit le n° 3 Snellen.

32. Mme Delaunay, 70 ans. Cataracte sénile o. g. Opérée de l'o. d. par un confrère de la ville, qui a pratiqué une kératotomie inférieure. Il y a sur cet œil une synéchie antérieure considérable avec quelques opacités capsulaires : elle ne voit pas à se conduire. Ici encore il y avait du larmoiement depuis longtemps. Je n'ai pas voulu opérer l'o. g. sans guérir d'abord le larmoiement, ce qui a demandé un mois environ.

Opérée le 19 juin. Rien à noter pendant l'opération. La chambre antérieure est reformée le 21 ; le 23 elle a un étourdissement et tombe la tête en arrière. Douleur vive dans tout le côté gauche de la tête, *mais en arrière*. Rien à l'œil comme point de départ ; ici cependant l'iris ne réagit pas sous l'action de l'atropine qui ne peut donner qu'une dilatation au-dessous de la moyenne pendant plus de trois semaines sans aucune trace d'iritis.

Sortie le 2 juillet. Deux mois après,

O. g. avec + 3 1/2 S = $\frac{18}{20}$ avec 2 1/4, lit le n° 2 1/2 Snellen.

35. M. Fleur, 42 ans.

Cataracte corticale o. d.

Opéré le 25 juin (par incision sclérale pur Graefe). Sortie facile d'un très-gros noyau avec des masses corticales. Rien de particulier à noter. Il n'y a pas eu de collyre d'atropine pendant la durée de son séjour.

Sorti de la clinique le 3 juillet.

Un mois après avec + 3 1/2 S = $\frac{20}{20}$ avec 2 1/4, lit 1 1/2 Snellen

34. M. Louvet, 70 ans.

Cataracte sénile o. d.

L'o. g. a été opéré par broiement dans une clinique de la ville il y a deux ans. Il a eu de vives douleurs après l'opération, et son œil est devenu phthisique à la suite de choroïdite suppurée.

Opéré le 10 juillet de l'o. d. Sortie facile du cristallin.

Après l'operation et pendant que j'exerçais une pression avec la pulpe du doigt pour nettoyer le champ pupillaire et évacuer quelques masses corticales, il y a eu issue du corps vitré en faible quantité, et l'opéré a accusé une douleur très-vive pendant quelques minutes. — Occlusion immédiate. Le soir les pièces du pansement étaient très-mouillées, mais il n'y avait pas eu de douleur. La plaie n'est pas coaptée, il y a un léger entrebâillement et un épanchement de sang dans la chambre antérieure. — Instillation d'atropine et bandeau compressif. Le 11 cornée claire, même état ; douleur le soir pendant une heure.

Le 12 même état, le 13 id.. La plaie scléro-cornéenne ne se cicatrise pas, et on peut évaluer à un millimètre l'écart qu'il y a entre les lèvres de la plaie qui renferme une partie de la membrane hyaloïde.

Les milieux sont les très-limpides. La cornée, l'humeur aqueuse et l'iris en très-bon état. Le corps vitré est légèrement trouble, et la perception lumineuse est peu accusée. Pas de douleur.

La cicatrisation se fait seulement le 21, par un tissn lâche et hyalin qui nécessite la continuation du bandeau compressif.

Quelques douleurs névralgiques se montrent et cèdent à l'emploi du sulfate de quinine ; il sort le 24 juillet.

Il revient le 31. L'œil n'est nullement douloureux ; les milieux sont très-clairs, l'iris n'est pas enclavé, la pupille est dilatée, la cicatrice n'est pas cystoïde, mais elle paraît fort lâche, il n'y a pas de décollement des membranes, et cependant c'est à peine si les doigts sont comptés au delà d'un pied.

Le 14 août la cicatrice est solide, et l'acuité déterminée en octobre donne pour loin avec + 4 S = 2/7.
avec + 2 1/2, lit le n° 3 Snellen.

35 M. Boudrot, 77 ans.

Cataracte régressive o. d.

Les yeux sont très-saillants. Degré prononcé d'exophthalmos. La cornée présente des taies anciennes. Les paupières arrivent à peine à fermer les yeux. Opéré le 15 juillet par la méthode de Graefe, incision scléroticale, à cause d'un arc sénile très-accusé qui entoure la cornée.

L'opéré est très-impressionnable, très-sourd et aussi très-pesant ; ce sont là de mauvaises conditions pour obtenir du patient les mouvements dont on a besoin pour exécuter les divers temps de l'opération. Il respirait très-mal en soufflant et poussant de toutes ses forces malgré les recommandations qui lui étaient faites.

Le cristallin, très-volumineux, sortit néanmoins facilement, grâce à la grande incision qui avait été pratiquée. Il ne sortit pas de masses corticales, et comme l'opéré ne distinguait pas mes doigts, je procédai par des pressions très-douces sur le globe de l'œil à l'évacuation des masses corticales. Après trois ou quatre tentatives dans lesquelles l'opéré n'a jamais pu diriger son œil en bas, il s'est produit une pression par la contraction simultanée du droit supérieur et du releveur de la paupière supérieure qui s'exerçant en arrière de la lèvre supérieure de l'incision, a donné issue à un flot de corps vitré.

La lèvre antérieure de la plaie est devenue béante, et on peut évaluer à une demi-cuillerée à café au moins la quantité d'humeur vitrée qui s'est écoulée. J'ai rapidement relevé la paupière supérieure avec la curette de caoutchouc, et l'ai ramenée à grand'peine sur le globe de l'œil qui s'était comme luxé en avant tant il faisait une prodigieuse saillie.

Le pansement a été appliqué immédiatement ; il n'y a pas eu de douleur dans la journée ; l'opéré a même dormi. Le soir le linge du pansement est à peine mouillé ; le globe de l'œil a repris sa forme bombée ; les lèvres de la plaie sont bien appliquées. Instillation de quelques gouttes de collyre d'atropine.

Le 16, bonne nuit, très-peu de douleur. Chèmosis conjonctival, incisé à coups de ciseaux.

Le 16, au soir, la chambre antérieure est reformée, l'humeur aqueuse est limpide, la plaie réunie. Jusqu'au 16 tout va bien, quelques douleurs ciliaires sourdes se font sentir et augmentent jusqu'au 21, puis s'atténuent et disparaissent avec les compresses de pavot, la pommade belladonée et les instillations d'atropine,

La pupille ne se dilate pas et est obstruée par des débris de capsule doublés de masses corticales ; sort le 26, ayant une faible perception lumineuse. Le champ pupillaire est net surtout en dedans, c'est-à-dire dans la partie correspondante à la taie de la cornée, aussi la vision est-elle très-trouble. Du reste, le fond de l'œil est en bon état, les milieux très-transparents, et une iridotomie simple rendrait certainement une bonne acuité visuelle.

C'est un résultat des plus heureux, si on songe à la quantité de corps vitré qui s'est écoulé, et aux complications de panophthalmie qu'on a été menacé de voir éclater.

Le 8 octobre M. B. lit le n° 8 avec + 2 1/2.

36. M. Mille, 52 ans.

Cataracte sénile corticale, od., og. devenu phthisique à la suite d'une opération de cataracte, pratiquée dans une clinique de la ville.

Les deux yeux sont affectés de larmoiement. Avant d'opérer l'od, dont la perception lumineuse est excellente, je rétablis le cours normal des larmes, et instillant *une goutte* de collyre d'atropine, pour mieux examiner le fond, je m'aperçois que le malade supporte fort mal l'action, parfois irritante, du mydriatique ; en effet, une seule goutte du collyre produit une rudesse de la peau de la paupière inférieure, avec gonflement considérable, et bientôt même on voit cette partie de la peau se recouvrir de véritables gouttelettes, très-abondantes et très-circonscrites de sueur.

Le cathétérisme ayant été pratiqué une dizaine de fois. le malade est opéré, le 10 août, par le procédé linéaire combiné. Sortie très-facile du cristallin, rien à noter pendant l'opération ; dès le 11, la chambre antérieure est reformée, et pour éviter l'adhérence de l'iris avec les lambeaux de la capsule, j'instille une goutte de collyre d'atropine ; le 12, très-bon état, mais la peau de la paupière inférieure est gonflée, et présente, comme je l'avais noté quinze jours avant l'opération, une véritable hyperhydrose.

Suspension du bandeau compressif et du collyre ; poudre d'amidon.

Le 13, même hyperhydrose, très-bon état de l'œil, dont l'incision est cicatrisée, iris très-bien en place ; le malade se lève, mais une douleur vive le force a se recoucher.

Le 14, je trouve un hypohémia considérable, que rien, du reste, ne peut expliquer. Le malade n'a pas été à la garde-robe depuis cinq jours, il est vrai, mais il n'a fait aucun effort, assure-t-il, du reste il ne se plaint de rien, la douleur d'hier ne s'est pas renouvelée, il a eu une très-bonne nuit ; je fais pratiquer des fomentations chaudes, et remettre le bandeau compressif. Cependant le sang continue à s'épancher de jour en jour, et le 18 il occupe plus des deux tiers de la chambre antérieure. La plaie est fort bien cicatrisée, il n'y aucune douleur ni perception qualitative de lumière.

Il commence enfin à se résorber, et le 20, la pupille se dégage ; le 26, il y a encore un épanchement occupant un quart de la chambre antérieure, et un caillot se montre à cheval sur la pupille. Vision toujours fort imparfaite. Continuation des fomentations chaudes, et administration de purgatifs légers.

Je l'ai abandonné à lui-même pendant tout le mois de septembre, et au premier octobre il est venu tout seul, n'ayant plus rien dans le fond de l'œil.

Son acuité déterminée par M. Cretès est trouvée avec +4 S=1.

Avec +2 1/2 lit le n° 1 1/2 à 8 pouces.

37. Madame Dulue, 64 ans.

Od. cataracte corticale postérieure incomplète, opérée

le 1er octobre, très-grande dureté de la capsule. Sortie d'un large noyau et des masses corticales.

Aucune complication d'iritis; cependant on observe des adhérences de l'iris avec le lambeau de la capsule. Sortie le 20 octobre.

Très-bonne acuité avec + 3 1/2 S=20/20.

Avec +2 1/4 lit le n° 1 1/2 Snellen à 6 pouces.

38-39. Madame Dambreville, 65 ans.

Cataractes séniles régressive, od moins ancienne og.

Opérée le même jour, 14 octobre.

Rien à noter pendant l'opération, ni après.

Sortie, le 21 octobre, en très bon état des deux yeux.

Elle revient, le 26, avec une iritis du côté droit, et hypopyon commençant, qu'elle a contracté par suite d'un refroidissement.

Les instillations de collyré d'atropine, et les fomentations chaudes amènent rapidement la résorption de l'hypopyon et l'iritis est entièrement guérie le 5 novembre.

Elle est illettrée, mais à l'épreuve des échelles de Snellen, appropriée aux personnes ne sachant pas lire, on trouve : Od avec + 3 1/2 S = 3/4.
Og avec + 3 1/2 S = 3/4.

Voit l'heure avec + 2 1/2, à 10 pouces.

40-41. Madame Sevreux, 55 ans. Femme cachectique, on lui donnerait 70 ans, elle est atteinte de cataractes séniles regressives.

Elle est sujette au larmoiement depuis longtemps, et avait déjà un ectropion du côté droit. Je lui ai guéri son larmoiement et j'ai attendu trois mois avant de l'opérer, tant cet état de marasme sénile me faisait craindre un mauvais résultat.

Opération des deux yeux le même jour, 21 octobre, section sclero-cornéenne très-périphérique. Dans l'og il a fallu introduire la pince pour aller à la recherche de lambeaux de capsule et de masses corticales, mais dans le cas actuel, pas plus que dans bon nombre d'autres, il n'a pu en venir que par fragments ; la pince n'entrainant que ce qu'elle tenait dans ses mors. Il n'en serait pas ainsi si on pouvait introduire, dans des cas pareils, une pince à large mors arrondis et pouvant, en se refermant, couper au besoin une rondelle de capsule ; il faudrait, pour cela, une sorte d'emporte-pièce pouvant faire une section de 3 mm. de diamètre, qu'on introduirait facilement après la sortie du cristallin, et qui n'exposerait à aucune contusion, ni lésion des organes. L'arsenal des instruments est déjà bien encombré, nous le savons, cela n'empêche pas que si on en possédait un remplissant les conditions sus indiquées, on aurait comblé une lacune très-regrettable, et qu'on éviterait ainsi une foule de complications, dont la plus inoffensive réside dans la persistance d'opacités secondaires résultant du séjour de masses corticales, dont les plis de la capsule se sont doublés, et qu'il devient fort difficile de faire résorber sans une nouvelle discision.

L'od fut mieux débarrassé des débris de masses corticales; cependant la vision, après l'opération, était pour ainsi dire nulle; l'opérée disait qu'elle voyait tout blanc, comme de l'argent.

Pansement par occlusion, ouaté et instillation du collyre d'atropine. Le bandeau est mal supporté et retiré le 24.

L,od. va très-bien, le champ pupillaire devient très-net et la vision se rétablit.

L'og. devient le siége d'une légère iritis qni n'empêche pas l'opérée de sortir le 3 novembre.

Elle revient seule le 10 novembre, en très-bon état, et fort satisfaite du résultat de l'opération.

Cette personne est illettrée et de la catégorie de celles dont les réponses pendant la détermination de l'acuïté visuelle sont si bien faites pour exercer la patience de l'opticien. Les échelles, formées de carrés en partie entiers et en partie inachevés, si ingénieuses de Snellen, permettent cependant de déterminer pour son od, avec + 3 1/4 une acuité de 3/4, et pour son og avec + 3 1/2 S=2/3.

Avec + 2 1/2, voit très-bien l'heure à 10 pouces.

Du reste, elle ne veut pas de lunettes, et prétend y voir suffisamment sans verres. Cela fait une compensation avec d'autres, en grand nombre, qui se plaignent toujours de ne pes voir, alors même qu'on leur prouve que leur acuité est normale. avec le secours de verres appropriés; quelques opérés en effet, se font difficilement à l'idée d'avoir constamment besoin de verres, et de verres différents pour les diverses distances.

42. Madame Dussaux, 68 ans.

Cataracte sénile og avec nombreuses adhérences de l'iris, taies anciennes de la cornée, suite d'ophthalmie antérieure sous la dépendance de la dacryocystite.

Cette femme est venue à l'hospice avec une tumeur lacrymale, dacryocystite et larmoiement avec sécrétion purulente très-abondante; le 20 octobre elle a été opér e de sa dacryocystite, sondée tous les jours et opérée de sa cataracte, le 28 octobre.

Rien à noter pendant l'opération, la pupille forme un admirable trou de serrure, ainsi que cela arrive toutes les fois qu'il y a, comme ici, des adhérences de l'iris avec la capsule. Instillation d'atropine, après le nettoyage complet du champ pupillaire. A cause de la sécrétion muco-purulente, très-abondante du sac, je pratique, une fois par jour, le cathétérisme du canal nasal, après avoir préalablement vidé la tumeur lacrymale du muco-pus qu'elle renferme. On fait trois pansements par jour avec lotions chaudes, et tout se passe très-bien sans aucune complication.

La malade repart le 12 novembre pour la campagne. A son retour, en décembre, on trouve :

Avec + 3 1/2 S = 20/20.

Avec + 2 1/2, voit très-bien les plus petits caractères.

43. Madame Troussel, 36 ans (voir iridectomie).

Cataracte molle od sur un œil opéré d'iridectomie huit mois auparavant.

L'opération a été pratiquée le 30 octobre, en refaisant pour ainsi dire la même incision, très-peu agrandie, qui avait déjà été faite pour l'iridectomie. Il ne se présente pas de noyau; sortie facile des masses corticales. Tout a très-bien marché, aucune douleur. Elle sort en très-bon état, le 7 novembre.

Elle voit suffisamment sans le secours de verres biconvexes qui n'améliorent guère la vision de loin. Avec + 9 S=2/7; sans verres, c'est à très-peu près la même chose.

Avec + 5, elle lit le numéro 1 1/2 Snellen, ce qu'elle ne ferait pas sans verres.

Cette jeune femme était complétement aveugle. L'og avait été perdu depuis fort longtemps, à la suite de staphylomes multiples périphériques de la sclérotique, et aussi d'un staphylome pellucide de la cornée. La tension intra-oculaire avait ici forcé les membranes sur tous les points, en faisant naître des douleurs très-vives, et parfois intolérables, auxquelles l'opération de pupille artificielle a mis complétement fin il y a huit mois (voir ci-après iridectomie). La perception lumineuse étant nulle, l'opération a eu pour but de mettre fin aux poussées glaucomateuses dont cet œil était devenu le siége, et le résultat a été très-favorable. L'affaissement des staphylomes partiels, et même la diminution de la conicité de la cornée, n'ont pas tardé à suivre l'établissement d'une large pupille artificielle

L'od commençait à devenir lui-même le siége de poussées glaucomateuses, la sclérotique était forcée en plusieurs points, à la périphérie, l'iris était adhérent à la capsule, et repoussé contre la cornée, de manière à réduire à rien la chambre antérieure, la perception lumineuse était très-bonne encore, et conservée dans tous les sens. Il n'était pas possible, toutefois, de voir le fond de l'œil, obscurci par une cataracte commençante.

L'iridectomie pratiquée sur l'od aussitôt après qu'elle eut été faite sur l'og, mit complétement fin aux douleurs, et produisit bien vite l'affaissement des petites saillies staphylomateuses périphériques.

Quant à la vision, il a fallu, pour la rétablir, extraire la cataracte, ce que nous avons fait huit mois après, avec un plein succès, ainsi que le constate l'observation ci-dessus.

44. Madame Froment, 60 ans.

Envoyée de Grisy par notre ami, le docteur Peyron. Cataracte sénile complète og, commençante, od, atteinte de larmoiement.

Opérée par le point inférieur, le 14 novembre, et après trois cathétérismes, opérée de cataracte sur l'og le 17. Rien à noter pendant l'opération, instillation d'atropine, trois gouttes par jour dès le second jour, à cause des masses corticales qui sont restées. Il se produit un léger enclavement de l'iris dans le coin interne de la plaie. Pas de douleur. La chambre antérieure ne commence à se reformer que le 23.

Le 24, léger chémosis avec rougeur périkératique, aucune douleur. Cathétérisme des voies lacrymales. Le 25, le chémosis a diminué, nouveau cathétérisme le 26, il a totalement disparu, l'opérée sort en très-bon état le 1er décembre.

S=20/20 avec + 3 1/2.

Lit le numéro 2 1/2 avec + 2 1/2.

45. Mad. Dunois, 67 ans.

Cataracte nucléaire dure, od.

Opérée le 17 novembre. Après la contre ponction, l'iris a été coupé sur son bord pupillaire, sans aucune préméditation de notre part, au contraire. Cependant, profitant de cette coretomie involontaire, sans faire de nouvelle excision, nous avons, après discision de la capsule, fait sortir le cristallin à travers cette pupille agrandie. Tout s'est fort bien passé.

Instillation de 2 gouttes de collyre d'atropine par jour. La chambre antérieure est reformée dès le 18 au matin.

L'opérée sort le 29 novembre.
Avec + 4 S=2/3.
Avec + 2 1/4 lit le n° 2,
46-47. Mad. Broquet, 52 ans.

Cataractes corticales opérées des deux côtés le même jour, 30 novembre. Rien à noter pendant l'opération. La chambre antérieure se reforme dans l'og dès le 2 décembre, et dès le 3 au soir seulement dans l'od.

Sort en très-bon état le 10 décembre.
Od avec + 5 S=15/20.
Avec + 2 1/4 lit le n° 2 Snellen.
Og. avec +5 S=15/20.
Avec + 2 1/4 lit le n° 2.
48-49. M. Foulier, 55 ans.

Cataracte régressive od, moins ancienne og. Opérées le même jour, 30 novembre, après avoir préalablement opéré le larmoiement dont il était atteint des deux côtés, avec dacryocistite ancienne (section des points supérieurs, le cathétérisme constate une dénudation des os propres du nez), malgré cela, comme il a hâte de repartir, et que nous avons acquis la conviction que le cathétérisme peut se pratiquer sans aucun inconvénient, dès le lendemain de l'opération de la cataracte, nous l'opérons après trois cathétérismes.

Sur l'og tout se passe très-bien.

Sur l'od le noyau en régression a dû être extrait avec la curette; les masses corticales sont visqueuses, très-difficiles à évacuer, et il y a eu, pendant ces manœuvres, issue d'une très-faible quantité de corps vitré.

Cependant les suites de l'opération sont très-simples pour les deux yeux; aucune douleur. L'opéré quitte la clinique le 9 décembre.

Od avec + 3 1/2 S=2/5.
Avec + 2 1/2, voit les petits caractères (illetré).
Og avec + 3 1/2 S=20/20.
Avec + 2 1/2, voit très-nettement les plus petits caractères.
50. M. Boujeard, 77 ans, vieillard très-pusillanime.
Cataracte sénile complète, od.

Opération le 11 décembre, section très-périphérique, issue légère d'humeur vitrée, aussitôt après l'iridectomie. Sortie du noyau, à l'aide de la curette de Pagenstecher. Malgré cette issue d'un peu de corps vitré, nous avons pu faire sortir quelques masses corticales, avec les pressions digitales, sans qu'il y eût nouveau prolapsus, mais le malade étant très-nerveux, et ne faisant aucun des mouvements nécessaires pour faciliter la sortie de celles qui restent dans le champ pupillaire, nous avons dû faire le pansement, bien qu'il n'eût pas pu compter les doigts après l'opération.

Pas de douleur dans la journée, la chambre antérieure est refaite dès le soir même.

Un léger chémosis se montre au niveau de la contre-ponction, mais l'humeur aqueuse reste très-limpide et laisse voir des masses corticales qui doublent la capsule. Tout va bien jusqu'au 18, où quelques douleurs apparaissent dans la nuit, il se forme une légère iritis avec adhérence, avec la capsule, ce qui ne l'empêche pas de quitter la clinique le 20 décembre.

Le 10 février, les milieux sont très-clairs, il y a encore un peu de rougeur périkératique au niveau de la cicatrice ; les masses corticales se sont en partie résorbées.

Son acuité, de loin, est mauvaise et difficile à déterminer, mais avec + 2 1/4 lit très-couramment le n° 3 1/2.

51. M. Delorme, 59 ans.

Cataracte incomplète, od.

Il a été opéré de cataracte sur l'og, dans une clinique de la ville, par kératotomie inférieure, il s'est produit une synéchie antérieure qui, jointe à la cicatrice de la cornée, le met dans l'impossibilité de se servir de son œil pour un travail quelconque.

Opéré de l'od le 14 décembre par la méthode à petit lambeau périphérique. Rien à noter pendant l'opération. La chambre antérieure s'est reformée seulement le 17. Tout marche très-bien. Le 20, l'opéré se refroidit et il est pris dans la nuit de douleurs ciliaires; le 21, nous constatons une iritis légère ; très-améliorée le 22, à l'aide des gouttes d'atropine et des compresses de pavot ; le 24, le malade sort.

Le 11 février, l'acuité déterminée donne pour la vision, de loin, S=2/5 avec + 4.

Avec + 2 3/4 lit le n° 2 Snellen.

TABLEAU RÉCAPITULATIF

des cataractes opérées par iridectomie.

(A indique l'acuité visuelle à laquelle donne droit l'âge de l'opéré, et S, l'acuité trouvée après l'opération.)

NOMS ET AGES.	NATURE DE LA CATARACTE	MÉTHODE EMPLOYÉE.	COMPLICATIONS	ACUITÉ VISUELLE.
1 Mad. Rivière, 65 ans. A norm. entre $\frac{3}{4}$ et $\frac{2}{3}$.	cat. régr. o. g.	petit lamb. cornéen.	pas de compl.	avec + 4 S= $\frac{2}{3}$.
2 Mad. Breton, 60 ans. A norm. entre $\frac{4}{5}$ et $\frac{3}{4}$.	cat. sén. o. g.	id.	id.	avec + 3 1/2 S= $\frac{1}{3}$, +2 1/2 lit le 2 Snell.
3 Mad. Canoy, 69 ans. A $\frac{3}{4}$ à $\frac{7}{8}$.	cat. sén. régress. o, d.	id.	id.	avec + 3 1/2 S = $\frac{2}{3}$. voit l'h. avec + 2 12 à 10" (illettrée).
4 Mad. Canoy, 69 ans. A $\frac{3}{4}$ à $\frac{2}{3}$.	cat. sén. o. g.	Iridectomie petit lamb. cornéen.	id.	+ 3 1/2 S = $\frac{2}{3}$. voit l'heure à 10" + 2 1/2.
5 Mlle Briguy, 72 ans. A $\frac{3}{4}$ à $\frac{2}{3}$.	cat. sén. complète o. g.	id.	id.	+ 4 S = $\frac{20}{30}$. + 2 1/2 lit le 2 Snell.
6 Mad. Crinon, 45 ans. A $\frac{20}{20}$.	cat. sén. complète o. d.	id.	id.	+ 3 1/2 S = $\frac{20}{20}$. + 2 1/2 lit le 2 Snell.
7 M. Jouvenot, 63 ans. A $\frac{3}{4}$ à $\frac{2}{3}$.	cat. sén. complète o. g.	id.	id.	+ 3 1/2 S= $\frac{2}{3}$. + 2 1/4 lit le 2 Snell.
8 M. Jouvenot, 63 ans. A $\frac{3}{4}$ à $\frac{2}{3}$.	cat. sén. incompl. o. d.	id.	iss. du corps vitré.	+ 3 1/2 S= $\frac{2}{7}$. + 2 1/4 lit le 3 Snell.
9 M. Beaucour, 66 ans. A $\frac{3}{4}$ à $\frac{2}{3}$.	cat. sén. complète o. d.	id.	pas de compl.	+ 3 1/2 S= $\frac{2}{3}$. voit l'h. à 10 pouces.
10 Mad. Berille, 57 ans. A $\frac{4}{5}$ à $\frac{3}{4}$.	c. s. rég. noyau de 3 millim. o. g.	id.	id.	illettrée. + 4 S= $\frac{16}{20}$ ou $\frac{4}{5}$.
11 Mad. Berille, 57 ans. A $\frac{4}{5}$ à $\frac{3}{4}$.	c. s. rég. o. d. pas de noyau.	id.	id.	+ 4 S= $\frac{1}{5}$.
12 Mad. Chanteloup, 75 ans. A $\frac{2}{3}$.	cat. sén. complète o. d.	id.	id.	+ 3 1/2 S= $\frac{2}{7}$.[1]

NOMS ET AGES.	NATURE DE LA CATARACTE	MÉTHODE EMPLOYÉE.	COMPLICATIONS.	ACUITÉ VISUELLE.
13 Mad. Guilloret, 70 ans. A $\frac{3}{4}$ à $\frac{2}{3}$.	cat. sén. régress. o. g.	Iridectomie pet. lamb. cornéen.	pas de compl.	+ 4 S=$\frac{2}{3}$. + 2 1/4 lit le 2 Snell.
14 Mad. Prévost, 69 ans. A $\frac{3}{4}$ à $\frac{2}{3}$.	cat. sén o. d.	id.	id.	+ 3 1/2 S=$\frac{2}{7}$. + 2 1/2 lit le 2 Snell.
15 M. Lenard, 77 ans, A $\frac{2}{3}$ à $\frac{1}{2}$.	cat. sén. complète o. g.	id.	luxation du crist. iss. d'un peu de c. vitré.	+ 4 S=$\frac{2}{5}$. avec + 2 1/2 lit 1 1/2 Snellen.
16 M. Germont, 50 ans. A $\frac{4}{5}$.	cat. noire o. d.	id.	iss. d'un peu de c. vitré. irit. lég.	+ 3 1/2 S=$\frac{2}{3}$. + 2 1/2 lit le 2.
17 M. Larrieu, 74 ans. A $\frac{2}{3}$.	cat. sén. o. g.	id.	pas de compl.	+ 3 1/2 S=1. + 2 1/4 lit le 1 1/2 à 7".
18 Mad. Anguis, 56 ans. A $\frac{3}{4}$.	cat. sén. régress. o. g.	id.	id.	+ 4 1/2 S=$\frac{2}{3}$. + 2 1/2 lit le 5 à 10"
19 Mad. Anguis, 56 ans. A $\frac{3}{4}$.	c. cortic. incompl. o. d.	id.	id.	+ 4 1/2 S=$\frac{2}{3}$. + 2 1/2 lit le 1 1/2 à 8".
20 M. Dagomer, 53 ans. A $\frac{4}{5}$.	c. cortic. o. d.	id.	id.	+ 3 1/2 S=$\frac{20}{30}$. + 2 1/4 lit le 3 Snell.
21 Mad. Carpentier, 68 ans. A $\frac{3}{4}$ à $\frac{2}{3}$.	cat. sén. o. d.	id.	id.	+ 3 1/2 S=$\frac{20}{30}$. + 2 1/2 lit le 3 Snell.
22 Mad. Carpentier,	cat. sén. o. g.	id.	iss. d'un peu de c. vitré.	+ 3 1/2 S=$\frac{2}{7}$. + 2 1/2 lit le 4 à 8".
23 Mad. Jacquemart, 68 ans. A $\frac{3}{4}$ à $\frac{2}{3}$.	cat. sén. complète o. d.	id.	pas de compl.	+ 3 1/2 S=$\frac{20}{25}$. + 2 1/4 lit le 1/2 à 8".
24 Mad. Champagne, 63 ans. A $\frac{3}{4}$ à $\frac{2}{3}$.	cat. sén. régress. o. d.	id.	id.	illettrée + 3 1/2 S=$\frac{2}{3}$. avec 2 1/4 voit l'heure à 8".
25 M. Monneur, 55 ans. A $\frac{4}{5}$.	cat. noire o. g.	méthode de Græfe, pure.	hémorr. second. du c. vitré. et de la chambr. antérie.	+ 3 1/2 S=$\frac{2}{7}$. avec verre noirci. + 2 1/2 lit le 4 Snell.

NOMS ET AGES.	NATURE DE LA CATARACTE	MÉTHODE EMPLOYÉE.	COMPLICATIONS.	ACUITÉ VISUELLE.
26 M. Monneur, id.	cat. noire o. d.	id.	issue du c. vitré. hémorr. du corps vitré.	peu lettré. voit à se conduire.
27 Mad. Contamine, 52 ans. A $\frac{4}{5}$.	cat. régr. o. d.	Iridectomie méthode de Græfe.	cat. sec. pas de compl. iritis légère.	+ 4 S=$\frac{2}{3}$. + 2 1/4 lit le 2 Snell.
28 Mad. Contamine, 52 ans. A $\frac{4}{5}$.	o. g.			+ 4 S=$\frac{1}{2}$. + 3 1/4 lit le 2 Snell.
29 M. Mathé, 66 ans. A $\frac{3}{4}$ à $\frac{2}{3}$.	cat. sén. complète o. d.	id.	pas de compl.	+ 3 1/2 S=$\frac{2}{3}$. + 2 1/2 lit le 1 1/2 à 8".
30 M. Marchand, 47 ans. A $\frac{18}{20}$.	c. verdât. o. g.	id.	id.	+ 3 1/2 S=1. + 2 1/2 li. le 1 1/2.
31 Mad. Mollard, 67 ans. A $\frac{3}{4}$ à $\frac{2}{3}$.	cat. dure complète o. d.	petit lamb. cornéen.	id.	+ 3 S=$\frac{2}{3}$. + 2 1/2 lit le 3.
32 Mad. Delaunay 70 ans. A $\frac{3}{4}$ à $\frac{2}{3}$.	cat. sén. o. g.	id.	id.	+ 3 1/2 S=$\frac{18}{20}$. + 2 1/4 lit le 2 1/2 Sn.
33 M. Fleur, 42 ans. A $\frac{20}{25}$.	cat. sén. o. d.	id.	id.	+ 3 1/2 S=$\frac{20}{20}$. + 2 1/4 lit le 1 1/2.
34 M. Louvet, 70 ans, A $\frac{3}{4}$ à $\frac{2}{3}$.	cat. sén. complète o. d.	petit lamb.	iss. d'un peu de c. vitré pendant le nett. hypoh. cicatris. tard. de la plaie.	avec + 4 S=$\frac{2}{7}$. avec + 2 1/2 lit le 3 Snellen.
35 M. Boudrot, 77 ans. A $\frac{2}{3}$ à $\frac{1}{2}$.	cat. régr. o. d.	méthode de Græfe.	iss. d'un flot de c. vitré pendant le nett. iritis.	avec + 2 1/2 lit le 8. pas d'acuité de loin.
36 M. Mille, 52 ans. A $\frac{4}{5}$.	cat. sén. corticale. o. d.	petit lamb. cornéen.	hypoh. consid.	+ 4 S=$\frac{20}{40}$. + 2 1/2 lit le 1 1/2 à 8".

NOMS ET AGES.	NATURE DE LA CATARACTE	MÉTHODE EMPLOYÉE.	COMPLICATIONS.	ACUITÉ VISUELLE.
37 Mad. Duluc, 64 ans. A $\frac{3}{4}$.	cataracte corticale incompl. o. d.	id.	pas de compl.	+ 3 1/2 S=$\frac{20}{20}$. + 2 1/4 lit le 1 1/2 à 6″.
38 Mad. Dambreville, 65 ans. A $\frac{3}{4}$ à $\frac{2}{3}$.	cat. sén. régress. o. d.	id.	id.	illettrée. + 3 1/2 S=$\frac{3}{4}$.
39 Mad. Dambreville, 65 ans. A $\frac{3}{4}$ à $\frac{2}{3}$.	cat. sén. o. g.	id.	id.	illettrée. + 3 1/2 S=$\frac{2}{4}$. voit l'heure à 10″. avec + 2 1/2.
40 Mad. Sevreux, 55 ans. A $\frac{3}{4}$.	cataracte sénile régress. o. d.	id.	id.	illettrée. + 3 1/4 S=$\frac{3}{4}$.
41 Mad. Sevreux, 55 ans. A $\frac{3}{4}$.	cat. sén. o. g.	id,	iritis légère	illettrée. + 3 1/2 S=$\frac{2}{3}$.
42 Mad. Dussaux, 68 ans. A $\frac{3}{4}$ à $\frac{2}{3}$.	c. adhé. o. g.	id.	pas de compl.	+ 3 1/2 S=$\frac{20}{20}$. + 2 1/2 voit très-bien les plus fins caract.
43 Mad. Troussel, 36 ans. A $\frac{20}{20}$.	cataracte corticale o. d. sans noyau.	id.	id.	+ 9 S=$\frac{2}{7}$. + 5 lit le 1 1/2 Snell.
44 Mad. Froment, 60 ans. A $\frac{3}{4}$.	cataracte sénile complète o. d.	id.	id.	+ 3 1/2 S=$\frac{20}{20}$. + 2 1/2 lit le 2 1/2.
45 Mad, Dunois, 67 ans. A $\frac{3}{4}$ à $\frac{2}{3}$.	cataracte nucléaire dure o. d.	id.	id.	+ 4 S=$\frac{2}{3}$. + 2 1/4 lit le 2.
46 Mad. Broquet, 52 ans. A $\frac{4}{5}$.	cat. cort. o. d.	id.	id.	+ 5 S=$\frac{15}{20}$. + 2 1/4 lit le 3.
47 Mad. Broquet, A $\frac{4}{5}$.	cat. cort. o. g.	id.	id.	+ 5 S=$\frac{15}{20}$. + 2 1/4 lit le 2.
48 M. Foulier, 55 ans. A $\frac{3}{4}$.	cat. régr. o. d.	id.	issue très-lég. du c. vitré pendant le nett.	+ 3 1/2 S=$\frac{2}{5}$. + 2 1/2 voit les petits caractères
49 M. Foulier.	cat. sén. o. g.	id.	pas de compl.	+ 3 1/2 S=$\frac{20}{20}$. + 2 1/2 voit très-net. les plus fins caract.

NOMS ET AGES.	NATURE DE LA CATARACTE	MÉTHODE EMPLOYÉE.	COMPLICATIONS.	ACUITÉ VISUELLE.
50 M. Boujeard, 77 ans. A $\frac{2}{3}$ à $\frac{1}{2}$.	cat. sén. complète o. d.	id.	issue légère de c. vitré avant l'extrac. iritis tardive.	+ 4 S=$\frac{1}{7}$. + 2 1/4 lit le 3 1/2.
51 M. Delorme, 59 ans. A $\frac{2}{4}$.	cat. sén. incompl. o. d.	id.	iritis légère tardive.	+ 4 S=$\frac{2}{5}$. + 2 1/4 lit le 2 Snell.

CLASSIFICATION RATIONNELLE DES RÉSULTATS OBTENUS APRÈS CINQUANTE-UNE OPÉRATIONS DE CATARACTE PAR IRIDECTOMIE.

Avant de résumer et de ranger en catégories les résultats obtenus après l'opération de la cataracte, il convient de s'entendre sur la valeur des mots employés pour caractériser ces mêmes résultats. Pour avoir un point de départ certain, on devra se baser sur la connaissance de l'acuité visuelle, qui répond aux divers âges des opérés. Tout le monde sait que l'acuité, c'est-à-dire la finesse de la vue, s'émousse avec l'âge, comme tous les sens, et cet affaiblissement se fait d'une manière assez régulière pour qu'on ait pu en dresser un tableau fort utile à connaître.

Ainsi, jusqu'à 40 ans, l'acuité reste égale à 20/20 ou 1 ; cela veut dire que, jusqu'à 40 ans, un individu placé à une distance de 20 pieds, devra voir nettement, en faisant usage du trou d'épingle, le caractère n° 20 des tableaux typographiques de Snellen ou de Giraud-Teulon. — A 10 pieds, il lira le n° 10. —A un pied, le n° 1, et désignant par S l'acuité, par D la distance à laquelle on peut lire nettement, et par N le numéro des échelles typographiques qu'on peut lire, la formule S=D/N donne aussitôt la mesure exacte de l'acuité visuelle.

Si un individu âgé de moins de 40 ans et placé à 20 pieds, lit le numéro 20, on a S=20/20 ou 1 ; si pour lire le même numéro, par exemple, il faut qu'il s'approche du tableau à 10 pieds, S=10/20 ou 1/2. Cela veut dire qu'il n'a plus que la moitié de l'acuité qu'il devrait avoir à son âge.

La connaissance de la diminution de l'acuité visuelle (S) a permis de tracer le tableau suivant : jusqu'à 40 ans, S doit rester égale à 20/20 ou 1.

à 50 ans S=18/20 ou à peu près 4/5.
à 60 ans S=15/20 ou à peu près 3/4.
à 70 ans S=12/20 ou à peu près 2/3.
à 80 ans S=10/20 ou à peu près 1/2.

Ce tableau nous paraît propre à fournir une classification rationelle des résultats obtenus après les opérations de cataracte ; aussi, est-ce sur lui que nous nous appuierons pour ranger nos résultats sous les quatre chefs suivants :

1° *Succès complet*, lorsque l'acuité déterminée après l'opération, est sensiblement égale à l'acuité que l'âge de l'opéré permet.

2° *Demi-succès*, toutes les fois que l'acuité est notablement inférieure à ce qu'elle devrait être, mais permet à l'opéré de lire et de se conduire.

3° *Insuccès relatif*, toutes les fois que, par suite de l'occlusion de la pupille ou de la formation d'une cataracte secondaire, mais avec conservation d'une bonne perception lumineuse, il faudra recourir à une opération consécutive pour faire recouvrer la vision.

4° *Insuccès complet*, toutes les fois qu'il n'y aura plus de perception lumineuse, ou que la cornée se sera sclérosée, ou que l'œil sera devenu phthisique. toutes les fois enfin qu'on ne pourra plus intervenir avec chances de restituer la vision.

Ceci étant établi, nous pouvons rigoureusement déduire de nos tableaux et observations que l'opération de la cataracte, pratiquée par la méthode de Graefe, soit pure, soit modifiée, nous a donné sur 51 cas, 31 fois une acuité égale ou supérieure à celle que l'âge permettait à ces opérés, c'est-à-dire 31 succès complets ; 18 fois une acuité un peu inférieure, et 2 fois il n'y a pas eu d'acuité, c'est-à-dire 2 insuccès relatifs.

Sur les 18 cas d'acuité inférieure, 16 ont une acuité très-peu au dessous de celle que l'âge permettrait, en supposant une intégrité des membranes qui est loin d'exister toujours, et doivent être rangés dans la seconde catégorie ; les deux autres ont une acuité notablement inférieure, mais, pourtant, peuvent lire le numéro 6, se conduire et doivent, par conséquent, prendre place dans la même catégorie :

Cela fait, en définitive, sur 51 opérations :

1° Succès complet.	31
2° Demi-succès	18
3° Insuccès relatif	2
4° Insuccès complet	0
	51

Quant aux deux cas portés à la troisième catégorie et concernant le même opéré (numéros 25 et 26), une discision a été pratiquée six mois après l'opération de la cataracte, et a donné, pour l'œil gauche, une acuité inférieure, tout en permettant la lecture du numéro 4 ; une iridotomie a été pratiquée le même jour sur l'œil droit, et permet, avec cet œil, de voir pour se conduire ; encore, doit-on espérer que ce résultat s'améliorera dans la suite.

Si donc, on veut bien analyser les observations, au lieu de les compter seulement, on trouvera, comme nous, que cela change fort peu le résultat que nous portons à la connaissance du public médical; du reste, nous n'y tenons pas outre mesure; ce à quoi nous tenons par-dessus tout, c'est à être sincère dans l'exposé des faits, afin d'être jugé sincèrement aussi par ceux que cela intéresse; que chacun, de son côté, fournisse toutes les pièces du procès, et celui-ci sera facile à juger entre les diverses méthodes opératoires.

Tout en restant dans les termes mêmes de notre classification et en analysant les observations au lieu de les compter, nous pouvons dire que sur 51 opérations, nous comptons 31 succès complets et vingt demi-succès. Les deux cas d'insuccès relatif devant rentrer dans la catégorie des demi-succès, grâce à l'opération secondaire qui a été pratiquée, cela fait
60 pour 100 de succès complets,
39 pour 100 de demi-succès,
c'est-à-dire, 99 pour cent de succès, un insuccès relatif et pas un insuccès complet; nous disons 99 pour 100 de succès, car ce qui, d'après la base de notre classification, que nous voudrions voir adopter par nos confrères, est rangé sous les titres de *succès complet* et *demi-succès*, correspond à ce que les chirurgiens ont l'habitude d'appeler succès tout court.

C'est là un résultat qui, ce nous semble, est plus que suffisant pour assurer à la méthode par iridectomie, la suprématie sur ses rivales.

Cette méthode, en effet, se recommande surtout par la rapidité de la terminaison et par la rareté des panophthalmies, complication à laquelle elle expose infiniment moins que toutes les autres. Si on veut bien réfléchir que, quand on opère dans un dispensaire, il importe par-dessus tout que les opérés n'y séjournent pas trop longtemps, on tombera d'accord avec nous pour admettre que cette considération n'est pas à dédaigner; car, lorsqu'une panophthalmie complique une opération de cataracte, c'est par semaines qu'il faut compter la durée du séjour, sans parler des douleurs, qui en sont les compagnes inséparables.

L'opération de Daviel, entre les mains du meilleur opérateur, donne un insuccès complet (panophthalmie entraînant la phthisie du globe), sur dix, et un insuccès relatif, sur le même nombre d'opérés. Ce qui donne 20 pour cent d'insuccès, soit définitifs, soit probables.

Au point de vue du résultat, il n'y a donc pas lieu de donner la préférence à cette méthode, quelque satisfaisants que soient, du reste, ainsi que nous nous empressons de le reconnaître, les résultats optiques dans les cas heureux, à cause même du grand nombre d'insuccès qui en suivent l'application ; mais c'est surtout au point de vue de la durée du séjour que nécessite le traitement consécutif, que ce procédé est inapplicable dans nos dispensaires ; dans les hôpitaux de Paris, nous avons pu nous assurer que la moyenne de séjour, pour une opération de cataracte, est de quatre à cinq semaines, quelquefois beaucoup plus. Pour les opérés, dont les observations sont relatées ci-dessus, la durée moyenne a été de dix jours, encore celle-ci pourrait-elle être réduite sans inconvénients sérieux.

Enfin nous ajouterons que nulle hésitation ne nous paraît de mise, lorsqu'il est démontré que l'une de ces méthodes, entre les mains du plus habile opérateur, expose sûrement à la perte complète et irrémédiable de dix pour cent, au moins, des yeux opérés, tandis que l'autre n'y expose que d'une façon tout à fait exceptionnelle. Pour notre part, nous avons eu le bonheur de n'avoir à déplorer encore aucune panophthalmie sur le nombre total des cataractes, simples ou compliquées, que nous avons opérées jusqu'à ce jour, et nous ne craignons pas d'affirmer que toutes nos préférences sont, jusqu'à épreuve contraire, pour une méthode qui permet de réduire, presque à néant, ou du moins à un minimum négligeable, ces accidents si épouvantables de fonte purulente d'un œil; et il y a là une importance capitale, car, si des complications pareilles se produisaient souvent, nos dispensaires ne tarderaient pas à être absolument déserts, tant les douleurs sont parfois vives, et tant aussi les pauvres malheureux auxquels pareil accident est arrivé, dissuadent les autres de tenter l'aventure.

Or, nos dispensaires ne peuvent, en aucune façon, être comparés aux divers services chirurgicaux des hôpitaux. Chez nous, en effet, que les malades soient reçus gratuitement ou qu'ils payent leur séjour, nous avons le plus grand désir de les voir se renouveler le plus souvent possible; aussi, mettons-nous le plus grand soin à éviter la plus légère complication; nous ne laissons jamais à d'autres le soin de faire les pansements; notre personnalité se trouve directement en jeu; aussi les malades conservent toujours le souvenir du lieu où ils ont été opérés, et, une fois sortis de la clinique, ils ne manquent pas de se faire, en termes imagés, les porte-voix de notre inhabileté, ou, au contraire, ils entonnent, en notre honneur, des dithyrambes plus ou moins fantastiques, selon qu'ils ont à se louer ou à se plaindre de leur séjour dans nos maisons. Cette considération seule oblige le spécialiste à se préoccuper constamment de ses malades, et c'est pour eux-mêmes un grand bienfait, car souvent le succès dépend des soins minutieux qui sont donnés pendant le pansement consécutif.

Rien de pareil ne se passe dans les hôpitaux, et c'est tout-à-fait exceptionnellement que les personnes qui y ont été opérées peuvent nous dire par qui elles l'ont été; ce n'est que lorsqu'elles ont été adressées nommément à un chirurgien qu'elles se rappellent son nom; le plus habituellement, en effet, ces malades se présentent à la consultation d'un hôpital ou au bureau central, et de là ils sont placés dans un service chirurgical. Or, il arrive souvent que le service est tenu par un chirurgien stagiaire. Nous ne voudrions pas qu'on entendît par là que le titulaire soit meilleur, ou le remplaçant moins compétent: une pareille appréciation est certes loin de notre pensée, car nous voulons simplement, critiquant ce qui nous paraît critiquable, faire remarquer que dans les hôpitaux, tant à cause des mutations, que des remplacements arrivant inévitablement entre les chirurgiens, les opérations sont pratiquées sous le couvert d'un véritable anonymat, que nous considérons comme funeste, tant aux opérateurs qu'aux opérés, surtout si nous le comparons à ce qui se passe dans nos dispensaires.

Nous nous permettrons d'ajouter, qu'à notre avis du moins, il est fâcheux que les chirurgiens des hôpitaux et notamment ceux qui dirigent un service dans lequel abondent des maladies des yeux, ne se décident pas à se spécialiser eux-mêmes. Il y aurait, croyons-nous, profit pour tout le monde.

Mais, en parlant de la sorte, n'allons-nous pas faire crier à l'abomination de la désolation ? Faire de la spécialité ! Y avez-vous songé sérieusement ? Hé ! mon Dieu, oui, nous sommes convaincu qu'il y aurait plus d'avantages à se circonscrire, qu'à entreprendre toutes sortes d'opérations chirurgicales; et à vouloir les faire toutes, pour ainsi dire spécialement.

La spécialité tant décriée jadis par des hommes que, pour notre part, et malgré ce travers, nous ne cessons pas de considérer comme les plus grands de la chirurgie contemporaine; la spécialité, disons-nous, s'impose aujourd'hui, et quoi qu'on en ait, à tous les esprits sérieux. Les raisons en sont faciles à donner, et il serait superflu de les développer ici ; chacun pourra aisément les déduire, et dans son for intérieur, tout au moins, nous donnera raison contre ceux qui, par leur obstination aveugle à décrier les spécialités, au lieu de viser certains spécialistes, n'ont réussi, il faut bien en convenir, qu'à attirer dans notre riche et généreux pays, une invasion d'étrangers qui, dans bien des circonstances, ne sont même pas pourvus du diplôme exigé pour exercer la médecine dans leur propre pays! Cependant nous les admettons, par générosité, au libre exercice; ils n'ignorent pas, en effet, ces étrangers, que l'article 4 de la loi du 19 ventôse an XI, établit que le gouvernement pourra, s'il le juge convenable, accorder à un médecin ou à un chirurgien étranger et gradué dans les universités étrangères, le droit d'exercer la médecine sur le territoire de la République française.

On commencera peut-être à trouver qu'il y a abus et duperie dans une pareille tolérance qui exigerait, tout au moins, la réciprocité. Cette latitude, laissée au ministre de l'instruction publique, permet d'expliquer la présence, sur notre territoire, d'une véritable nuée de praticiens plus ou moins spécialistes, gradués dans des universités pour rire, comme celles de Giessen ou d'Iéna, par exemple, qu'il serait urgent de renvoyer dans leurs propres foyers, tant qu'ils n'auraient pas satisfait aux examens probatoires exigés de nos nationaux.

Nous ne ferions ainsi qu'imiter la conduite de ceux à qui nous faisons allusion, et nous espérons que la Républiqne française, après les cruelles épreuves de 1870, ne tardera pas à rompre avec des errements que le gouvernement de juillet et celui de décembre ont, sous prétexte de chevaleresques intentions, consacrés par leurs imprudentes tolérances.

B. *Cataractes congénitales.*

1. Enfant Colotte cat. congen. od.

Première discision, l'enfant étant endormie le 3 janvier, l'enfant est ensuite pansée avec le bandeau compressif, instillation du collyre d'atropine matin et soir.

2ᵉ Discision le 5 février, même pansement, l'enfant est emportée chez elle ; aucune trace d'iritis.

3ᵉ Discision le 21 avril, cette fois avec deux aiguilles pour déchirer la capsule qui est très-résistante. Après cette discision il y a eu un peu de rougeur périkératique, la résorption des masses corticales a marché plus rapidement.

Cependant il reste encore quelques masses corticales dans les replis de la capsule, mais l'enfant voit à travers les parties claires et on peut voir le fond de l'œil. Il faudra faire encore une, peut-être deux discisions.

2. Mademoiselle Masson, 14 ans.

Cataracte molle. o. d. discisée une seule fois avec une aiguille, le 27 février. Même pansement, atropine matin et soir. Pas de traces d'inflammation, c'est à peine s'il y a un peu de rougeur périkératique. On voit les masses corticales à cheval sur l'iris et en partie dans le fond de la chambre antérieure. Pupille parfaitement nette le 15 juin,

Cessation de l'atropine. Cette jeune personne est tout à fait méconnaissable, au lieu de la tache blanche si apparente qu'elle avait il y a quatre mois et qui la défigurait, on ne voit aucune différence entre l'un et l'autre œil, avec + 2 1/4 elle lit aisément le n° 2 à 8", avec+3 1/2 S=2/5. Une seule piqûre a suffi pour amener ce résultat.

3. Enfant Deruelle, 14 ans.

Cataracte pyramidale congenitale o. g.

Ce jeune homme est affecté de myopie avec large staphylome postérieur o. d.

Première discision avec une aiguille, le 21 octobre. Huit jours après il y avait à peine un commencement d'opacification des masses corticales, rien ne s'engageait à travers la partie discisée.

Le 6 novembre, nouvelle discision cette fois avec le couteau de Cusco.

Un mois après, c'est à peine si l'opacification a envahi quelques parties nouvelles, sous forme de stries radiées. Nouvelle discision le 2 février 1875 avec le couteau de Cusco et l'aiguille. Cette fois les masses glutineuses du cristallin passent dans la chambre antérieure et la résorption commence à se faire ; on en voit flotter dans l'humeur aqueuse ; pas de trace d'inflammation.

Après chaque discision on a tenu le jeune homme dans la chambre avec un bandeau pendant huit jours et on a fait des instillations fréquentes du collyre d'atropine et des lunettes bleues avec un carré de soie dès qu'on n'appliquait plus le bandeau ; nous avons de la sorte évité toute inflammation. Quant aux piqûres de la cornée, c'est à grand'peine qu'on en trouverait les traces.

Une quatrième discision a rendu le champ pupillaire absolument net.

C. *Cataractes traumatiques.*

1. Mademoiselle Collin.

Catar. traum. o. d. avec synéchies antérieures et postérieures. Dégénérescence cystoïde d'une partie de l'iris. Le coup reçu sur l'œil remonte à plusieurs années.

1re Discision le 5 janvier. Non accompagnée d'inflammation de l'iris.

2e Discision le 5 février, cette fois suivie d'iritis de moyenne intensité et terminée en trois semaines. Après cette discision, le cristallin a disparu aux deux tiers. Il reste quelques masses crayeuses peu apparentes, et la jeune fille recommence à voir de cet œil assez pour se conduire.

2. Madame Dardenne, vingt ans.

Le 15 octobre 1872, cette jeune dame reçut un copeau de bois dans l'œil gauche, qui fit une incision à la cornée vers son tiers supérieur externe avec prolongement sur la sclérotique dans une étendue de 2 millimètres. La section à peu près horizontale avait en tout six millimètres ; du même coup l'iris avait été sectionné et la capsule du cristallin déchirée, si bien que le cristallin en se luxant avait replié l'iris et pressait ainsi contre les lèvres de la plaie cornéenne.

Un vaste épanchement sanguin s'était fait en même temps dans la chambre antérieure et dans le corps vitré. Un traitement antiphlogistique fit disparaître en quinze jours toute complication, et au bout de ce temps, l'examen ophthalmoscopique permettait de commencer à apercevoir le fond de l'œil à travers le sang répandu dans le corps vitré. Aucune douleur n'avait été ressentie par la malade.

La cataracte commença dès lors à signaler son apparition par la formation d'une couche opaque qui, partant de la synéchie antérieure, gagnait les masses corticales. La déchirure de la capsule permettant l'entrée de l'humeur aqueuse comme l'eût fait une discision, donna à espérer pendant un certain temps la résorption complète du cristallin et par là même, la guérison de la cataracte. Malheureusement la résorption s'arrêta au bout de six mois, et on dut alors en raison même de l'âge de la jeune personne penser à favoriser cette résorption par la discision de la capsule.

L'opération fut décidée et une ponction fut faite un an après l'accident initial.

Le jour même de la discision, il survint des douleurs dans l'œil et à la tempe avec une rougeur assez intense de la conjonctive, puis toute douleur cesse. On met des gouttes de collyre d'atropine, on fait des fomentations chaudes et le bandeau est appliqué de nouveau après chaque pansement.

Dix jours après la piqûre, les masses corticales blanchissent, se boursoufflent au niveau de la déchirure de la capsule; la rougeur périkératique apparaît et avec elle les douleurs ciliaires annoncent l'explosion d'une iritis dont l'examen local à l'éclairage oblique ne donne cependant pas encore les signes extérieurs; nous arrivions au vingtième jour de l'opération.

Je prescris l'instillation plus fréquente du collyre à l'atropine ainsi que des pilules de sulfate de quinine: l'iris est encore bien dilaté (dilatation maxima). La tension de l'œil est faible; mais sous prétexte que l'instillation était difficile et douloureuse et que la malade ne s'en trouvait guère mieux, on néglige de mettre l'atropine; on ne prend pas le sulfate de quinine, en un mot on ne fait plus rien. Si bien qu'au trentième jour, alors que j'étais fondé à espérer une résolution de l'état inflammatoire, je constate au contraire une tension considérable de l'œil, un rétrécissement de la pupille et une couleur gris-rougeâtre de l'iris avec des douleurs suraigües sur le trajet du nerf sus-obitraire et dans la région ciliaire.

On avait ainsi bien malencontreusement perdu un temps considérable et il devenait bien difficile d'arrêter désormais la marche de la maladie que l'enclavement de l'iris dans les lèvres de la cicatrice cornéenne et peut-être aussi le gonflement trop considérable des masses corticales rendait inévitable.

Une paracentèse fut pratiquée et l'ouverture entretenue pendant sept jours par l'introduction d'un stylet. Cette opération toujours fort apprehendée par la malade, ne produisait pas l'effet qu'elle produit habituellement. Plusieurs heures après l'écoulement de l'humeur aqueuse, la malade souffrait plus encore, disait-elle. En même temps le calomel fut pris à dose refractée jusqu'à salivation; le sulfate de quinine, les onctions d'onguent napolitain belladoné sur la région sus-orbitaire, les injections hypodermiques de morphine, tous ces moyens furent mis en usage méthodiquement et avec persistance. Cependant après des alternatives d'apparition subite de rougeur périkératique et de disparition à peu près complète de tout phénomène inflammatoire, nous avons vu survenir un épanchement de sang dans la chambre antérieure; c'était trois mois après l'opération et coïncidant avec l'apparition de bourdonnements insupportables dans l'oreille correspondante, et de douleur intermittentes occupant les diverses branches de la cinquième paire, aussi bien les rameaux dentaires que les filets sus et sous-orbitaires.

Cet hyphéma s'est très-lentement développé et petit à petit a gagné toute la chambre antérieure, en dépit de tous les moyens mis en usage pour en arrêter la production. Le champ visuel exploré à ce moment en nous démontrant l'absence de toute perception même quantitative de lumière nous fit concevoir les plus grandes appréhensions sur la terminaison de cette hyalitis. Néanmoins deux mois après, grâce à la continuation obstinée des moyensmis en usage, nous pûmes constater la résorption du sang épanché, la disparition de la rougeur périkératique et des douleurs qui l'accompagnaient, en même temps l'iris reprenait une teinte normale, réagissait de nouveau sous l'influence de l'atropine et, chose capitale, le champ visuel avait recouvré son intégrité.

La partie de l'iris enclavée dans la cicatrice cornéenne et qui pour nous a été la cause de tous ces accidents, se trouve à présent atrophiée et hors d'état de reproduire ces phénomènes d'étranglement avec poussées glaucomateuses, auxquelles la malade a eu la douleur d'être en proie pendant près de cinq mois.

Aujourd'hui le globe de l'œil a recouvré sa tension normale, et n'est plus sensible au toucher, l'iris se dilate et on peut voir le fond de l'œil à travers une capsule doublée de produits d'apparence crayeuse.

La résorption se continue et peut-être s'effectuera-t-elle encore suffisamment pour permettre le retour complet de la fonction d'un œil aussi sérieusement compromis par le traumatisme initial et l'enclavement de l'iris qui en avait été la conséquence inévitable.

CATARACTES COMPLIQUÉES.

a Diabétique 1.
b Irido choroïdite glaucom. 5
c Amblyopie 1.

a *Cataracte diabétique.*

Madame Figadère, 56 ans.

Cataractes diabétiques, complète à droite, moins avancée à gauche. Bonne perception lumineuse.

En traitement pour son diabète depuis six mois avec une amélioration constatée d'une part par la diminution de la quantité de glycose dans les urines (tombée de 41 grammes par litre à 32 grammes), et d'autre part par le relèvement des forces organiques.

Madame F..., désire absolument être opérée, elle ne voit plus guère de l'o. g., et en somme elle se porte visiblement mieux. Nous cédons à ses instances et l'opération est faite le 18 février. Je n'avais pas préalablement instillé d'atropine; sans quoi j'aurais vu que l'iris ne réagissait pas, ce qui est une mauvaise condition pour le succès de l'opération et aurait certainement fait différer mon intervention.

Il sortit une grande quantité de masses corticales avec un tout petit noyau. La malade vit très-bien après l'extraction. J'instillai avant le pansement une goutte du collyre d'atropine.

Le soir pas de douleur, pas de sécrétion. L'iris ne se dilate pas, la pupille forme un trou de serrure irréprochable.

Le 19 même état; la plaie se cicatrise, l'humeur aqueuse reste limpide. Absence de douleur.

Instillation de gouttes toutes les dix minutes pendant une heure trois fois par jour.

Le soir, pas de dilatation, commencement d'épanchement de sang au niveau des sphincters, trouble du champ pupillaire, pas de douleurs ni de sécrétion sur le linge de pansement. Je fais faire le collyre suivant, employé et recommandé en pareil cas par M. de Wecker :

Chlorhydrate de morphine	60 centigrammes.
Sulfate neutre d'atropine.	30 —
Eau distillée	60 grammes.

Faire couler quelques gouttes toutes les heures. Le même état local persiste sans changement jusqu'au 24, où quelques douleurs viennent dans la nuit avec un léger chémosis conjonctival ; œdème de la paupière supérieure, opacification des lames de la cornée.

Je fais prendre du sulfate de quinine.

La malade ne mange plus depuis le jour de son opération malgré le grand désir qu'elle aurait de manger, rien ne lui agrée.

Les douleurs qui avaient apparu le 24, cessent complétement le 25. Mais les parties qui avaient été le siége de l'exsudation sanguine, prennent un aspect puriforme et tendent à oblitérer la pupille artificielle qui se retrécit toujours tout en conservant sa forme ainsi qu'on peut très-bien le voir à travers la cornée un peu opacifiée.

Le 8 mars on voit la plaie scléro-cornéenne qui était déjà cicatrisée, se soulever et donner issue à du pus, gros comme une tête d'épingle.

Une analyse faite en ce moment, accuse la présence de 53 grammes de glycose par litre d'urine.

Après cette évacuation de pus, la cornée redevient tout à fait claire. L'espace occupé par la pupille artificielle est seul blanchâtre et encore purulent.

Une nouvelle évacuation se fait de la même manière au bout de 10 jours, et se renouvelle encore deux fois, après quoi, l'œil conserve encore un peu de rougeur pèrikératique, mais retrouve sa tension à peu près normale.

La chambre antérieure commence à se reformer, quoique très-lentement, dans la partie inférieure, et la cornée parfaitement limpide laisse voir la pupille fermée par un exsudat blanchâtre.

La fonction de la rétine s'est conservée, malgré des troubles si considérables, le champ visuel n'est nullement restreint ; seulement il reste des sensations de lumière, des photopsies qui indiquent encore un état de souffrance des membranes profondes.

Une iridotomie pourra, nous en avons l'espoir, être pratiquée avec succès dès que ces sensations auront disparu; et c'est là, il faut en convenir, une ressource bien précieuse dans un cas qui, comme celui-ci, a si longtemps fait craindre de voir la phthisie du globe suivre cette irido-choroïdite antérieure à forme circonscrite, mais néanmoins suppurative.

Il nous paraît naturel de rapporter à la maladie grave dont notre opérée est atteinte, l'absence de réaction, l'atonie générale qui ont suivi cette opération et finalement sa terminaison fâcheuse. On sait, en effet, que toutes les maladies qui débilitent l'organisme, et le diabète se trouve en première ligne parmi celles-là, sont peu propres à favoriser une réparation de tissus même la plus légère. Aussi demeurons-nous convaincu que si l'incision eût été moins scléroticale, la cornée serait tombée en sphacèle. C'est donc dans ces cas de même que chez les vieillards dont la vitalité baisse, que le procédé de Grœfe rencontre les meilleures indications et rend de signalés services.

L'absence de réaction de l'iris sous l'atropine, sans qu'il y ait de synéchie postérieure, nous a suffi dans un cas pareil observé à la même époque sur une malade de notre excellent confrère le docteur Baldy, pour retarder l'opération de la cataracte jusqu'à apparition de la dilatation. Celle-ci ne s'étant pas produite nous avons refusé de faire l'opération pour ne pas courir au-devant d'un insuccès.

b *Cataractes compliquées d'irido-choroïdite glaucomateuse,* 5 *cas.*

1° M. Pohier, de Cormeilles (Seine-et-Oise) se présente à l'hospice le 16 mars, envoyé par le docteur Peyron.

o. d. Cataracte commençante avec décollement rétinien.

o. g. Irido-choroïdite avec cataracte *verte* et glaucomateuse, tension extrême de l'œil, avec douleurs ciliaires intolérables ; perception quantitative douteuse.

La pupille n'offre qu'un diamètre de 2 millimètres, malgré les instillations de collyre d'atropine ; elle est régulière.

Le 17 mars, paracentèse donnant lieu à un écoulement de liquide vert clair. Suspension des douleurs : continuation du collyre qui n'amène aucun changement dans le diamètre pupillaire.

18, Nouvelle paracentèse, même résultat que la veille.

Le 20, les douleurs étant intolérables, je me dispose à pratiquer une pupille artificielle ou même l'opération de la cataracte ; le résultat devant être pour l'opéré non de recouvrer la vision, mais de mettre fin aux douleurs. Je pensai que l'extraction ne pouvait en rien modifier le résultat désiré ; aussi le malade étant chloroformé, je pratiquai l'extraction après avoir enlevé un lambeau d'iris qui avait contracté une adhérence intime avec toute la face antérieure de la capsule à l'exception toutefois de la périphérie, où existait la chambre postérieure. L'iris était gris sale; après l'iridectomie, l'extraction fut faite facilement, bien que le noyau fût large. Les masses corticales sortirent en même temps que le cristallin.

Pansement habituel par occlusion avec le bandeau de flanelle et le coussinet d'ouate.

Dans la journée il n'y a aucune douleur.

Le 21 réunion de la plaie, sécrétion abondante, pas de douleurs, pas de dilatation.

22 Même état.

Le 23, 24 idem, quelques douleurs dans la tête reparaissent, mais pas du tout dans l'œil. Sort le 2 avril.

Il repart dans son pays et revient le 21 mai.

Les douleurs n'ont pas reparu; mais la pupille s'est resserrée de plus en plus, l'iris est tout bombé, en avant appliqué contre la cornée et la pupille remontée et réduite à une petite fente. Cette fois il venait pour se faire opérer l'o. d. de la cataracte, ce que j'ai dû refuser à cause du décollement de la rétine que j'avais déjà constaté au précédent examen.

Plus tard il est revenu encore pour des douleurs qui s'étaient remontrées dans l'œil gauche malgré l'opération. Celle-ci n'avait eu d'effet contre elles que pendant cinq mois. La tension intra-oculaire devenait considérable et avec elle le cortége des douleurs glaucomateuses.

L'énucléation seule a mis enfin un terme à des douleurs devenues intolérables.

L'œil énuclé a été mis immédiatement dans le liquide de Muller et nous en ferons plus tard connaître les détails histologiques.

2. M. Charpin, 56 ans.

Cataracte compliquée de glaucome avec luxation du cristallin en haut et en dedans. o. g.

Le début des accidents remonte à deux ans; traumatisme. Il a à peine une perception quantitative de la lumière. Le globe est très-dur et douloureux. Il n'y a pas de chambre antérieure. L'iris réduit à une ligne est accolé à la cornée. Le cristallin se déplace dans les mouvements du globe; son équateur flotte dans le tiers inféro-externe; très-vive rougeur périkératique à travers l'espace qui sépare le bord externe du cristallin luxé et de l'iris, on aperçoit le fond jaunâtre de l'œil avec de nombreuses opacités membraneuses flottant dans le corps vitré.

Cet œil devient depuis quelque temps le siége de poussées inflammatoires qui nous paraissent nécessiter l'extraction du cristallin luxé et aussi d'un lambeau d'iris si toutefois la dégénérescence atrophique de cette membrane depuis le traumatisme, rend possible l'établissement d'une pupille artificielle.

L'opération acceptée dans ces conditions, c'est-à-dire sans chances de recouvrer la vision, est pratiquée le 10 juillet. L'incision scléro-cornéenne est faite tout à fait à la périphérie (de Grœfe).

L'iris, ainsi que nous l'avions prévu, se laisse très-difficilement saisir par la pince, il est atrophié et on ne peut en attirer au dehors que les parties saisies dans les mors de la pince. L'iridectomie est donc impraticable, d'autant plus que refoulé par le cristallin il est réduit à une minceur extrême ; la discision est tentée plusieurs fois sans succès, et l'extraction du cristallin dans sa capsule épaissie présente les plus grandes difficultés, à chaque tentative faite avec le kystitome le cristallin fuit sous la pression.

Une pression, exercée en haut et en dedans, le fait arriver entre les lèvres de l'incision, puis aussitôt il se retire et après trois tentatives de ce genre, nous l'amenons enfin au dehors avec la curette de Pagenstecher qui a été le saisir en arrière et assez profondément, tandis que l'aide maintenait la contre-pression sur la cornée et la sclérotique en haut et en dedans.

Le cristallin est sorti avec sa capsule, et malgré toutes ces manœuvres il n'y a pas eu issue de corps vitré.

Après l'opération, le malade a cru constater qu'il voyait un peu mieux, cependant il n'a pu compter les doigts.

Les suites de cette opération se sont passées sans douleur aucune malgré l'épanchement de sang qui s'est montré dès le 11.

Un chémosis considérable, incisé avec la pointe des ciseaux, a cédé dès le 13, mais il est resté une teinte violacée de la conjonctive ; la plaie est cependant cicatrisée et on peut, dès le 15, voir un peu le fond rougeâtre de l'œil.

Il sort le 21 sans perception lumineuse, mais sans douleur, et lorsque nous l'avons revu un mois après, l'œil était à peu près revenu à l'état normal, c'est-à-dire sans injection périkératique prononcée.

3-4. Madame Thorel.

Femme atteinte de cachexie cardiaque avec œdème des membres.

o. g. Irido-choroidite avec synéchie postérieure complète. Vision quantitative détruite dans le champ visuel interne.

Section scléro-cornéenne très-périphérique le 4 décembre ; iridectomie ; iris très-friable ne venant que par lambeaux dans les mors de la pince. Extraction d'un cristallin adhérent par sa capsule, il a fallu aller le chercher avec la curette de Pagenstecher.

Après la sortie d'un noyau très-dur, l'introduction de la pince à griffes a permis de ramener au dehors des masses corticales plus volumineuses que le noyau. Il n'y a pas eu issue d'humeur vitrée.

Après l'opération, les doigts ont pu être comptés, tandis qu'avant elle distinguait à grand'peine la nuit du jour.

Pas de traces d'iritis après l'opération, elle est sortie en comptant les doigts à 10 pieds.

o. d. Cataracte verte adhérente, pas de chambre antérieure ; destruction de toute la moitié interne du champ visuel ; tension intra-oculaire très-considérable.

Opérée le même jour, 4 décembre, pas d'issue du corps vitré. Il est resté des masses corticales dans l'œil mais il n'y a pas eu de traces d'inflammation.

La malade est repartie pour la campagne avec une vision très-défectueuse, mais en somme voyant beaucoup mieux et n'ayant plus de douleurs.

5. Mademoiselle Ch...

Cataracte luxée dans la chambre antérieure par suite de la tension intra-oculaire excessive. Extraction du cristallin. Cessation des douleurs après l'opération.

c *Cataracte compliquée d'amblyopie.*

M. Villery, 35 ans.

Cataracte noire o. g. compliquée d'amblyopie avec conservation des phosphènes.

L'o. d. a été opéré il y a un an à l'Hôtel-Dieu par M. Cusco.

Le malade n'a jamais vu ni immédiatement ni après l'opération. Il a eu des douleurs ciliaires très-vives et très-persistantes à la suite de l'opération pour laquelle il est resté six semaines à l'Hôtel-Dieu. On le conduit aujourd'hui à l'hospice pour avoir un certificat de cécité qui puisse le faire admettre.

Le fond de l'œil gauche est absolument impénétrable ; cependant l'examen fonctionnel ayant dénoté à plusieurs reprises la présence incontestable des quatre phosphènes, je lui propose de pratiquer l'extraction de la cataracte tout en le prévenant du peu de chance que lui offre l'opération puisque l'examen avec les bougies me fait craindre une affection profonde telle qu'une atrophie papillaire masquée par la cataracte ; l'assurance que je lui donne que l'opération sera très-peu douloureuse et le vif désir de faire tout le possible pour augmenter un peu sa vision, le détermina à subir l'opération malgré toutes les réserves que je fais sur le pronostic.

L'opération est pratiquée le 14 mai par la méthode de Grœfe sans le moindre accident dans aucun des temps de l'opération. Le cristallin sort facilement, bien qu'il n'ait qu'une consistance gélatineuse (gelée de coings).

Les pressions avec le doigt ne font sortir aucune masse corticale, et l'éclairage oblique ayant fait voir un champ pupillaire fort net, je veux essayer de faire compter les doigts au malade, mais il en est incapable. Il dit qu'il voit plus de jour qu'avant l'opération, mais c'est tout.

Le pansement est fait, le collyre d'atropine instillé dès le lendemain à deux gouttes par jour. La cicatrisation marche parfaitement et on enlève le bandeau à partir du quatrième jour, ainsi que c'est l'usage dans les cas les plus favorables.

Il sort le 24 mai en très-bon état, mais sans avoir gagné grand'chose à l'opération qui avait été entreprise en considération de la persistance très-nette des phosphènes.

Cette persistance des phosphènes, c'est-à-dire de la sensibilité de la rétine, prouve d'une manière incontestable, l'indépendance que l'anatomie a démontrée exister entre l'appareil sensorial et l'appareil conducteur. Le nerf optique, en effet, possède une circulation qui lui est propre et qui est indépendante de la circulation rétinienne, de telle sorte qu'on a pu trouver le nerf optique parfaitement conservé quant à sa structure microscopique, et nullement atrophié dans des cas ou la rétine était détruite dans ses éléments ou décollée depuis bon nombre d'années. Nous n'avons jamais observé l'inverse, c'est-à-dire la conservation de la sensibilité rétinienne avec la destruction de l'appareil conducteur, et c'est ce qui donne à cette observation son importance.

Il convient de dire que nous avons affaire à un homme

intelligent, répondant très-bien aux questions et de manière à ne pas laisser le moindre doute dans notre esprit. On ne peut malheureusement pas en dire autant dans la plupart des cas, aussi son affirmation acquiert-elle une plus grande valeur et doit-elle être tenue pour certaine.

L'examen fait sur l'o. d. est négatif tant à l'aide des bougies que par la recherche des phosphènes; l'examen fait avec les bougies est négatif pour l'o. g.; c'est à grand'peine que la lumière est indiquée dans une direction qui n'est pas toujours celle dans laquelle nous portons la bougie et cependant les pressions digitales exercées sur la périphérie de la rétine font naître à chaque nouvelle tentative l'apparition de l'arc lumineux et dénotent par conséquent qu'il y a encore sensibilité de la membrane nerveuse.

L'examen ophthalmoscopique, avons nous dit, est nul, puisque les milieux sont impénétrables et d'un noir de sépia, malgré l'instillation d'atropine.

Cependant nous n'avons pas refusé de tenter l'opération, car la présence d'une cataracte noire n'est pas une contre-indication à l'opération; nous en citerons pour preuve notre observation n° 16 (M. G..., cataracte noire).

L'exploration du champ visuel périphérique à l'aide de bougies est le meilleur moyen de se renseigner sur la sensibilité de la membrane rétinienne et aussi sur l'intégrité de l'appareil conducteur, nous ajouterons que c'est le moyen le plus court.

On ne devra jamais opérer une cataracte sans s'être assuré de son intégrité.

Pour faire cette exploration, on allumera deux bougies. On fera fermer l'un des yeux très-exactement et confiant un des flambeaux à la personne examinée, en lui recommandant de bien en fixer la flamme, on promènera l'autre dans les quatre directions cardinales. Dès que la lumière de la bougie qu'on promène de la sorte, vient frapper un point du globe de l'œil, la personne examinée doit pouvoir dire toujours en fixant la sienne qu'il en existe une seconde et dans quelle direction l'observateur la tient.

C'est un moyen qui est à la fois très-simple et très-court; et qui renseignera très-exactement sur la nature de la cataracte; c'est pourquoi nous avons indiqué la manière de procéder à son emploi.

2° GLAUCOME, 25 cas.

1. M. Poirot, pensionnaire des Quinze-Vingts, atteint de glaucome absolu sur les deux yeux, avec cataracte glaucomateuse et atrophie de l'iris.

L'o. g. est devenu excessivement douloureux depuis quelque temps, par suite d'une poussée inflammatoire suraiguë. La tension de l'œil est extrême. Les soins médicaux n'ayant produit aucun adoucissement à ses douleurs, l'iridectomie, conseillée comme l'unique moyen d'y mettre un terme, est acceptée et pratiquée.

La douleur, en effet, cesse à partir de l'opération ; la tension diminue ; la pupille de nouvelle formation ne tarde pas cependant à se rétrécir, et la chambre antérieure, qui s'était reformée quelques jours après l'opération, se trouve bientôt effacée par la projection en avant de l'iris, qui vient s'accoler à la face postérieure de la cornée. Les douleurs ne se sont pas remontrées depuis.

2. Madame Lebaillif, pensionnaire des Quinze-Vingts, glaucome absolu, double, avec cataractes adhérentes. L'o. g. est sujet à des poussées inflammatoires excessivement douloureuses, que le sulfate d'atropine, le collyre, le sulfate de quinine, les injections de morphine, ne réussissent pas à calmer. Sa tension est excessive, l'œil dur comme une bille de marbre.

L'opération acceptée est pratiquée, non sans de grandes difficultés, à cause même de la tension excessive et de l'absence de chambre antérieure.

Malgré la lenteur avec laquelle fut achevée la section scléro-cornéenne, à peine le couteau fut-il enlevé, qu'il y eut issue d'un peu de corps vitré. La section de l'iris put néanmoins être faite sans qu'il s'écoulât davantage d'humeur vitrée. Mais, après l'iridectomie, le noyau du cristallin se présenta, de lui-même, à l'orifice de la plaie, et sortit, comme poussé par une *vis a tergo* irrésistible. Le pansement fut fait; aussitôt il s'écoula une quantité considérable de sang, sous le bandeau, toute la journée et pendant les cinq premiers jours qui suivirent l'opération.

J'en étais aux regrets de n'avoir pas pratiqué l'énucléation, car je croyais sincèrement que la suppuration allait s'établir, et je redoutais les douleurs de la panophthalmie. Heureusement, mes craintes ne se réalisèrent pas, les douleurs qui survinrent furent d'une bien moins grande intensité que les précédentes, et bientôt calmées par les injections hypodermiques et par les compresses de pavot; au bout de quinze jours, le bouchon charnu, sanguinolent, qui fermait la plaie, et que je prenais pour une hernie des membranes décollées depuis longtemps, tomba comme un caillot simple et fit place à une cicatrisation de la plaie qui, depuis, n'a plus donné lieu à aucune douleur.

Le globe, un peu déprimé au niveau du droit supérieur, a subi évidemment un commencement de phthisie, qui s'est borné là, six mois après l'opération.

A l'avenir, dans un cas pareil, comme il s'en trouve tant à l'hospice, je proposerai l'énucléation. C'est un moyen radical, il est vrai, mais, en somme, c'est un moyen moins douloureux, puisqu'on endort, et c'est surtout un moyen plus expéditif et plus sûr pour débarrasser le patient de ces douleurs atroces, qui amènent toujours à leur suite la phthisie de l'œil. En effet, dans tous ces cas de glaucome ancien, on est exposé à trouver les membranes décollées, quelquefois la sclérotique ou la choroïde ossifiées, le cristallin luxé, c'est-à-dire autant de conditions qui rendent l'iridectomie d'abord fort difficile à pratiquer, et aussi, il faut en convenir, la plupart du temps, insuffisante à prévenir le retour des douleurs.

3. Madame Hulin, encore une aveugle de la maison en proie à des douleurs intolérables et dans les mêmes conditions, exactement, que les précédentes. J'avais l'intention de faire aussi l'iridectomie, mais l'impossibilité de manœuvrer le couteau de Græfe entre l'iris et la cornée, me fit tenter seulement la scléroticotomie que je pratiquai, sans toutefois conserver de pont entre la ponction et la contre-ponction. L'œil était excessivement dur et sensible, aussi, à peine la section, très-lente cependant, de la sclérotique, fut-elle pratiquée, j'appliquai le bandeau, m'attendant à tout recueillir, le lendemain, sur la pièce du pansement. Hé bien! mes craintes ne se réalisèrent pas, et l'opérée se trouva très-soulagée par cette intervention. Il est de fait qu'elle ne fut soignée que pendant quelques jours après l'opération, par des compresses de pavot et des instillations d'atropine, des frictions d'onguent napolitain belladoné sur la région sus-orbitaire. Les douleurs ne sont pas revenues il y a plus de quatre mois.

OBSERVATION IV.— *Glaucome foudroyant, éclatant sur l'œil sain après l'iridectomie pratiquée sur l'œil atteint de glaucome chronique, inflammatoire.*

4-5. Madame Chaulieu, 52 rue des Tournelles, vient à la consultation pour des douleurs ciliaires et sus-orbitaires persistantes, au-dessus de l'œil gauche. La vision s'est perdue petit à petit de cet œil et elle n'a plus qu'une vision centrale réduite à un point ou une légère fente verticale, la papille est excavée profondément et déjà atrophiée. Les douleurs reviennent par accès, et tout ce qu'elle a fait jusqu'ici n'a pu les calmer.

Diagnostic.— Glaucome chronique simple avec poussée inflammatoire ayant enlevé petit à petit la vision qui est désormais irrévocablement perdue.

Il est urgent de pratiquer l'iridectomie sur cet œil pour mettre fin aux douleurs d'étranglement que font naître les poussées inflammatoires intermittentes.

L'œil droit est absolument sain, n'a jamais éprouvé la plus légère douleur; la vision est normale S=20/20. Champ visuel normal.

Je propose à la malade de faire une iridectomie sur l'œil gauche, et, en même temps, je déclare que la prudence conseille de faire, du même coup, une iridectomie sur l'œil encore sain.

L'opération sur l'œil perdu fut immédiatement acceptée, mais on demanda à réfléchir avant de laisser toucher à l'œil sain; finalement, je dus me borner à opérer l'œil perdu. J'avais mis cependant une insistance particulière à vouloir opérer l'œil sain, j'avais parlé de la possibilité de voir survenir une attaque suraiguë de glaucome sur l'œil sain dès que l'autre aurait subi l'iridectomie, j'avais montré la nécessité dans laquelle on pourrait se trouver de toucher alors à l'œil droit dans des conditions moins avantageuses que les circonstances actuelles, tout fut inutile. Je pratiquai le 5, sans me servir du chloroforme, une large iridectomie du côté gauche, par une incision très-périphérique; la tension intra-oculaire diminua aussitôt et ne se remontra plus dans la suite; il en fut de même des douleurs, qui cessèrent dès le jour même de l'opération.

Dès le lendemain de cette opération, surviennent des douleurs ciliaires, horribles, dans l'œil droit et dans tout le côté droit de la tête. En même temps, la rougeur périkératique, l'épiphora, la photophobie, la tension excessive de l'œil, le resserrement de la pupille, annoncent le début foudroyant d'une iritis ou d'une irido-choroïdite; les milieux deviennent troubles, la vision est abolie dès le 7, avec des photopsies et des cercles irisés autour de la flamme de la bougie; la cornée se recouvre comme d'une buée; enfin, les vomissements, le frisson, la fièvre, en un mot, le cortége obligé des étranglements rendent la situation intenable. Le 8, paracentèse; sulfate de quinine, morphine, purgatif. La journée et la nuit sont un peu moins pénibles; le 10, les douleurs reparaissent avec la même intensité, nouvelle paracentèse; la cécité est complète de l'œil droit. Pendant ce temps, l'œil gauche se comportait à merveille, la cicatrice était complète, la pupille en trou de serrure, les milieux parfaitement transparents, la tension moyenne.

Le 12, après avoir chloroformé cette pauvre malade, épuisée par les douleurs, je pratiquai, avec le concours de mon ami, le docteur Gauran, une iridectomie du côté droit.

Dès que la section de l'iris fut faite, nous pûmes constater les traces de cette violente iritis plastique, restées sur la capsule, sous forme de dépôts d'uvée, et l'éclairage latéral nous fit voir un dépôt identique dans tout le pourtour de la pupille (jamais, auparavant, il n'y avait eu d'iritis).

Après l'opération, tout marche bien jusqu'au 17, où de nouvelles douleurs apparaissent, mais, cette fois, elles cèdent facilement à l'injection hypodermique et à l'instillation plus fréquente du collyre d'atropine.

Les milieux s'éclaircissent notablement, mais la pupille reste toujours inégale, et les adhérences qui existent dans toute l'étendue du pourtour de la pupille ont beaucoup de peine à être vaincues. Elles commencent à se rompre le 20, et nous voyons, à partir de ce moment, les phénomènes s'amender de jour en jour.

Deux mois et demi après l'opération, le champ visuel était redevenu normal, et six mois après, Madame Chaulieu, dont l'iris n'est pas encore libre d'adhérences, a recouvré, de l'o. d., une acuité S=12/20, au lieu de 1/20 qu'elle était, il y a deux mois à peine. Enfin, avec des verres corrigeant sa presbyopie, elle peut lire le numéro 3 Snellen, et s'occuper à travailler, après avoir été aveugle pendant un mois environ.

Nous avons tenu à donner cette observation telle qu'elle a été recueillie sur le cahier des opérations. Elle démontre, en effet, qu'une irido-choroïdite glaucomateuse peut être, sur l'œil sain, la conséquence du traumatisme que l'iridectomie provoque dans l'œil malade; or, comme l'iridectomie est la seule opération utile qu'on puisse opposer à un glaucome, soit pour arrêter sa marche, soit seulement pour lever les douleurs, il ressort pour nous, de ce fait, que, dans un cas comme celui-ci, on devra proposer une double opération, même alors qu'un seul œil sera atteint, et faire toutes réserves, si le malade ne veut pas subir la double opération.

On ne dira pas que cette irido-choroïdite glaucomateuse est, dans l'espèce, une pure coïncidence, car le lien étroit qui unit l'un à l'autre les deux yeux est surabondamment démontré par les faits d'ophthalmie sympathique journellement observés.

Mais, alors même que ce serait une coïncidence, encore faudrait-il en attribuer l'apparition à une cause générale qui, ayant porté son action sur un œil, de manière à en détruire la fonction par un processus morbide, aujourd'hui bien connu, ne manquera pas d'agir aussi sur l'œil encore sain dans un temps plus ou moins éloigné.

Or, quand la maladie aura éclaté sur l'œil resté sain jusque-là, puisqu'il doit, selon toutes les apparences, être frappé, on devra pratiquer l'iridectomie, et il est clair qu'on ne fera jamais l'opération dans d'aussi bonnes conditions que lorsqu'il n'a encore rien, et qu'il peut supporter à merveille le traumatisme que cause une iridectomie. De plus, le champ visuel n'aura pas encore subi de contraction, et on pourra prévenir ainsi une attaque de glaucome, du moins est-ce là notre opinion, et l'observation qui précède nous paraît de nature à la confirmer.

Si cette opinion se trouve fondée, dans les cas de glaucome chronique, avec poussées inflammatoires, combien ne sera-t-elle pas plus juste et féconde dans les cas si nombreux où le glaucome suit une marche absolument chronique, où la vision se perd insensiblement, d'abord sur un œil, puis sur l'autre, sans avoir jamais donné lieu à des douleurs qui éveillent l'attention. Une presbytie prématurée, et surtout rapidement progressive, une restriction dans le champ visuel interne, c'est plus qu'il n'en faut pour nous avertir que nous devons y regarder de près et faire attentivement l'examen fonctionnel et l'examen ophthalmoscopique; dans bien des cas de cette catégorie, on trouve, en effet, les signes d'une affection que l'on confond trop souvent encore avec l'atrophie grise; si déjà on trouve une excavation de tout le limbe papillaire et une réduction du champ visuel interne, on ne doit pas hésiter; l'iridectomie peut arrêter la marche sans cesse envahissante de l'atrophie, et la cécité commençante peut être arrêtée au point où elle est arrivée au moment de l'intervention. Résultat immense donné par une opération qui, bien pratiquée, n'est, pour ainsi dire, jamais suivie même du plus léger accident.

Les médecins en général sont portés à croire et ne se gênent nullement pour dire que les oculistes usent et abusent de l'iridectomie, et qu'ils font cette opération à tout propos. C'est là une opinion répandue dans le monde médical, nous l'avons souvent entendue émettre et pourquoi ne pas le dire, nous l'avons nous-même partagée pendant des années avant de bien connaître ou d'avoir spécialement cherché à apprendre les véritables indications et contre-indications de l'iridectomie.

Avant M. Desmarres père, on n'en faisait pas assez, mais à l'inverse de ceux qui croient qu'on en fait trop de nos jours, nous avons la conviction établie sur des faits très-nombreux, que beaucoup de cécités incurables, n'ont pas d'autre cause qu'une iridectomie mal faite, faite trop tard, ou omise.

L'iridectomie est toujours une opération sérieuse qu'on n'entreprendra, cela va sans dire, que lorsque l'indication de la pratiquer est formelle, mais lorsque celle-ci ressortira de l'examen local ou fonctionnel, on ne devra pas hésiter et céder au désir du malade qui ne demandera jamais qu'une chose, ne pas être opéré. La crainte de l'*opération*, sans savoir laquelle, est poussée chez la plupart des malades à un état de paroxisme voisin du délire. Combien en avons-nous vus n'entrer dans la chambre obscure qu'avec la frayeur la plus ridicule! C'est qu'en effet rien ne peut donner l'idée de la pusillanimité humaine.

Pour le dire en passant, parmi les plus craintifs, on remarquera toujours ceux qui ont les allures les plus martiales ; ils réservent sans doute tout leur courage pour d'autres occasions. Mais s'agit-il de se laisser toucher à l'œil, retourner une paupière, ou seulement regarder à la lampe, ils aiment toujours mieux que ce soit un autre qui passe avant eux. On leur fait honte, et c'est peine perdue jusqu'à ce qu'ils aient vu que ce qu'on leur fait n'est ni bien terrible ni bien douloureux.

Etant donné le fond pusillanime de la nature humaine,

si on est soi-même hésitant et si on n'est pas pénétré de l'idée que l'intervention est non-seulement utile, mais commandée, on laissera passer l'occasion d'agir et la maladie, si c'est un glaucome, aura enlevé d'une manière irrémédiable une partie de la vision ; bientôt le champ visuel se restreindra encore et la cécité confirmée sera le prix d'une temporisation coupable ; et cependant une iridectomie bien faite n'offre par elle-même aucune suite fâcheuse ; nous avons vu bon nombre de cas et nous citerons quelques faits dans lesquels la conservation de la fonction visuelle lui est entièrement et exclusivement attribuable.

A ce titre, l'observation suivante nous en offre un exemple frappant entre bien d'autres :

Obs. V. — *Glaucome chronique simple.* M. Schmit.

6, 7. En traitement depuis plus de six mois dans une clinique des mieux fournies de la ville ; on lui faisait faire des frictions stimulantes autour de l'orbite ; son papier portait au titre diagnostic : dégénérescence grise des deux papilles.

Ce malade perdait de jour en jour une partie de la vision. Il ne pouvait plus aller seul. Sa femme le conduisit à notre consultation.

L'o. d. ne conservait plus qu'une faible lueur en dehors ; le champ visuel manquait en dedans, en haut et en bas.

La tension intra-oculaire était un peu au-dessus de la normale des deux côtes.

Jamais de douleurs appréciables.

Quant à l'œil gauche, il avait déjà perdu le champ visuel interne jusqu'à la ligne médiane et il se contractait fortement en bas, en haut et en dehors, ainsi que le montre le relevé fait avec le mensurateur dont nous gardons le tracé graphique.

L'examen ophthalmoscopique fit reconnaître une excavation glaucomateuse avec atrophie papillaire déjà très-avancée à droite et commençante sur l'œil gauche.

L'iridectomie fut proposée comme unique ressource pouvant faire conserver le peu de vision qui restait ; elle fut acceptée sur-le-champ et pratiquée sur chacun des yeux.

Après l'opération le malade fut reconduit chez lui, fort loin de l'hospice et à *pied*. Il revint se faire panser tous les jours et tout se termina sans la moindre complication.

Au bout de peu de temps il revenait *tout seul* à l'hospice ; et trois mois après en relevant son champ visuel, je pus constater une augmentation fort peu considérable, il est vrai, du côté externe pour l'œil droit ; mais assez notable dans tous les sens pour l'œil gauche.

Le résultat se maintient toujours et il y a plus de six mois que l'opération a été pratiquée.

On peut sans être taxé d'exagération, prétendre que les frictions stimulantes et résolutives qui avaient été instituées au début du traitement de ce malheureux n'eussent pas produit un pareil résultat si on en juge par la marche constamment envahissante de la cécité depuis les six mois qu'il était soumis à leur influence, c'est-à-dire depuis le début de son glaucome.

La vératrine qui par son prix n'est pas à la portée de toutes les bourses n'a pas valu pour lui l'iridectomie. Encore peut-il s'estimer heureux qu'on n'ait pas cru indispensable d'ouvrir et d'entretenir à la nuque un ou plusieurs fonticules.

C'est qu'en effet l'application de cautères ou de sétons est encore tellement en faveur dans le vulgaire, que le médecin qui en aura conseillé l'application sera toujours couvert, quelle que soit la terminaison de la maladie ; si le malade proteste, l'entourage est satisfait et c'est plus qu'il n'en faut pour que l'on dise que rien n'a été négligé dans le traitement.

Nous en dirons autant en passant de la coutume aussi barbare qu'enracinée, d'établir un vésicatoire à demeure sur les bras de pauvres enfants, victimes innocentes du préjugé et n'ayant la plupart du temps qu'une affection locale, souvent une kératite pustuleuse, à répétition, ou une affection générale, comme la kératite parenchymateuse qui réclame tout autre chose que des dérivatifs.

Ce n'est pas à dire que nous rejetions de parti pris l'établissement des cautères ou des sétons, nous pensons que certaines formes de névrite optique de cause cérébrale peuvent en réclamer l'application et en retirer certain bénéfice, mais une atrophie qui a son point de départ dans une tension exagérée de l'œil, nous paraît être justiciable plutôt d'une iridectomie que de ces moyens héroïques qui ont encore cours chez un grand nombre de praticiens.

Obs. VI. — *Glaucome chronique simple o. g. inflammatoire aigu o. d.*

8. 9. Madame Renard, 51 ans, rue Caumartin 71, atteinte de glaucome chronique simple de l'œil gauche, jamais aucune douleur. On constate une excavation atrophique de la papille et un glaucome inflammatoire aigu de l'œil droit. L'attaque remonte sur ce dernier à vingt jours, elle a débuté le 2 janvier par un erysipèle.

On a fait de fréquentes instillations d'atropine, on a donné du calomel et du jalap ; on a fait des frictions sur les tempes avec de l'onguent napolitain belladoné, tout cela sans le moindre soulagement. On la conduit à la consultation de l'hospice ; le 22 elle est complétement aveugle et éprouve des douleurs ciliaires et susorbitaires intolérables du côté droit.

La tension intra-oculaire est excessive, les milieux ne sont pas transparents.

Je pratique une double iridectomie à la suite de laquelle les douleurs cessent entièrement et la vue revient, un peu confuse; dès le 6 février, le champ visuel de l'o. g. recouvre un peu de son étendue, l'o. d. reste encore trouble, mais la vision revient, la cicatrice de la plaie scléro-cornéenne est lâche et plus tard elle est devenue cystoïde ; la tension intra-oculaire est à peu près normale.

Au mois d'avril la malade vient chez moi sans avoir besoin de se faire conduire, et son champ visuel a encore gagné en étendue sur le dernier examen, mais il est encore loin d'avoir récupéré ses dimensions normales.

Je constate encore une amélioration en juillet.

Il n'y a plus eu de douleur et madame R... a repris quelques occupations. Mais la vision demeure imparfaite.

10. Madame Magloire, faubourg du Temple 199.

Se présente à la consultation avec un glaucome chronique simple absolu de l'o. d. avec excavation atrophique. Vision nulle.

L'o. g. atteint de la même forme de glaucome conserve encore un peu du champ visuel externe. Jamais cette femme n'a éprouvé de douleurs.

Double iridectomie le 23 mars.

Sortie de la clinique le 30 mars, guérie de ces deux opérations sans aucune complication : dans la suite elle n'a rien gagné ; du moins six mois après n'avait-elle pas encore perdu le peu qui lui restait au moment de l'opération.

11. Madame Gouje, faubourg Saint-Honoré 155.

Glaucome absolu de l'œil droit.

Cet œil fut opéré en 1864 par un maître en oculistique M. Sichel père, qui lors de l'attaque glaucomateuse aiguë pratiqua une iridectomie par kératotomie inférieure (la section intéressant le tiers inférieur a son union avec le tiers moyen de la cornée).

On peut voir encore sur cet œil qui s'est cataracté depuis, la trace de l'excision. Le lambeau qui fut enlevé ne s'étendait pas, à tort selon nous, jusqu'à la périphérie de l'iris ; il comprenait seulement un lambeau agrandissant l'ouverture pupillaire.

Or ce n'est qu'en faisant une incision scléroticale qu'il est possible de détacher l'iris de son insertion périphérique et d'en exciser un lambeau assez large pour obtenir le résultat qu'on demande à l'iridectomie, à savoir la diminution de la tension intra-oculaire par la soustraction d'une portion de la surface sécrétante.

Si une chose semble démontrée c'est la présence de parties essentiellement vasculaires partout où il y a sécrétion, à tel point que vascularisation et sécrétion sont deux phénomènes liés l'un à l'autre comme la cause à son effet.

Ces conditions de vascularisation nous les trouvons à l'insertion périphérique de l'iris ; et on les chercherait vainement dans la membrane de Descemet, bien que celle-ci soit encore considérée par quelques chirurgiens comme la membrane sécrétant l'humeur aqueuse. Par ce motif, nous pensons que cette sécrétion se fait au niveau des procès ciliaires, et s'il fallait une preuve à cette assertion nous la trouverions dans la propulsion en avant de toute la membrane pupillaire lorsque des synéchies postérieures complètes fixent celle-ci à la capsule au niveau de l'orifice pupillaire rétréci, de façon à fermer la communication entre les deux chambres.

Que voit-on dans les iritis ou irido-choroïdites qui s'accompagnent de synéchies postérieures complètes ?

L'iris forme un véritable entonnoir dont la base est à la cornée et le sommet à l'orifice pupillaire oblitéré par des dépôts plastiques. Dans ces cas la sécrétion continue à se faire dans la chambre postérieure, d'où retenue qu'elle est, elle repousse l'iris en avant, l'accolle à la cornée et fait naître la tension intra-oculaire qui amène à sa suite l'excavation, et l'atrophie papillaire, avec les douleurs inséparables de l'étranglement.

Dans les cas peu nombreux, où malgré cette projection de l'iris en entonnoir, contre la cornée, il n'y a cependant pas de douleurs, on peut s'expliquer cette absence de douleurs, par une transsudation plus ou moins facile à travers les membranes ; mais toutes les fois que cette transsudation ne s'effectuera pas ou que la sclérotique aura perdu de son élasticité, on devra s'attendre à des phénomènes glaucomateux d'une manière inévitable.

C'est ce qui est arrivé dans le cas qui nous occupe, où l'iridectomie pratiquée d'une manière insuffisante a été incapable d'arrêter la marche du glaucome. Celui-ci, après des douleurs atroces, nullement enlevées par l'iridectomie, s'est terminé par une cécité irrévocable.

Chez cette même dame, l'œil gauche a été subitement atteint d'une attaque foudroyante de glaucome aigu, faisant penser à une congestion cérébrale, dix années après l'attaque analogue de l'œil droit.

Il n'est pas tout à fait exact de dire subitement, car en questionnant la malade on apprend qu'elle était sujette depuis quelques mois à des douleurs susorbitaires d'une faible intensité, il est vrai, mais qui rapprochées d'une presbytie augmentant trop rapidement, en font des signes importants pour mettre sur la voie d'un diagnostic précis.

C'était le 6 mai 1874 dans la soirée, je fus appelé auprès de cette dame qui était, je dois le déclarer, soignée d'une manière fort judicieuse par mon très-estimé confrère le docteur Peraté.

Je la trouvai en proie à d'atroces douleurs ciliaires et sus-orbitaires accompagnées de vomissements et de fièvre ; le tout survenu depuis la veille. L'œil était dur au toucher comme une bille de marbre, l'injection périkératique caractéristique du glaucome aigu, la cornée recouverte d'une bande opaque particulière à certaines formes de glaucome ; les milieux n'étaient pas transparents ; la malade distinguait avec peine la bougie placée à un pied et la voyait tout entourée de cercles colorés.

Je fis une injection de chlorhydrate de morphine à la tempe et je décidai non sans peine la malade à se faire opérer dès le lendemain matin.

Le docteur Peraté voulut bien assister à l'opération, la

malade fut chloroformée, après avoir toutefois reçu une injection hypodermique narcotique à la tempe.

Je fis une incision scléro-cornéenne très-périphérique et j'enlevai un grand lambeau d'iris qu'il fallut aller chercher avec la pince courbe, l'iris ne se présentant pas entre les lèvres de la plaie. L'incision fut faite très-lentement pour laisser s'écouler petit à petit l'humeur aqueuse, et l'iris vint aussitôt s'accoller à la cornée. La tension intra-oculaire diminue aussitôt et est restée modérée depuis.

Le pansement fut fait, et la malade portée dans son lit. Elle n'éprouva aucune douleur ; les vomissements que le chloroforme provoque d'ordinaire et qui chez elle étaient incessants depuis quarante-huit heures, s'arrêtèrent définitivement.

Le 8, je constate quelques traces d'uvée sur la capsule et une synéchie postérieure qui retient le sphincter interne adhérent à la capsule, il en est de même sur tout le pourtour de la pupille, et je dois dire que cet œil n'avait jamais été le siége d'inflammation, il n'y avait jamais eu d'iritis ; on fit des instillations de collyre d'atropine.

Le 14 seulement, la chambre antérieure fut reformée, les douleurs ne s'étaient plus remontrées, la malade était en très-bon état, sauf la persistance des synéchies, elle sortit de la clinique le 16 mai. Et l'amélioration continua chez elle de jour en jour.

Le 25 juin, le champ visuel pris au mensurateur, présente dans tous les sens des dimensions normales, la malade se conduit fort bien toute seule.

L'acuité visuelle n'a pas encore été notée ; il reste un léger trouble de la cornée qui, je l'espère, se dissipera entièrement et redonnera une bonne acuité dans quelques mois. En attendant, l'opérée peut déjà s'occuper chez elle et s'estime naturellement très-heureuse. Une petite synéchie insignifiante persiste encore.

Cette observation nous paraît porter avec elle plus d'un enseignement. D'abord nous n'avons pas attendu pour intervenir que la période de début ou d'augment du processus inflammatoire fût passée et eût fait place à une défervescence que la plupart des oculistes attendent pour opérer le glaucome aigu.

Nous croyons en effet qu'on n'attend pas impunément cette défervescence ; les troubles profonds qui doivent à tout jamais altérer la fonction de l'organe en attendant qu'ils la suppriment dans une série d'attaques, sont évidemment le fait de cette tension excessive des milieux de l'œil. Celle-ci exerce son action sur tout l'ensemble des membranes qui tapissent la sclérotique, frappant de préférence les parties les moins résistantes du fond de l'œil, et à ce titre la papille optique dont elle augmente et transforme l'excavation ; bientôt la pression devient suffisante, pour faire une section des fibres nerveuses, d'abord du côté le moins soutenu, là où elles sont le moins condensées, c'est-à-dire du côté externe pour gagner petit à petit tout le limbe papillaire et produire la cécité absolue par la solution de continuité qui s'établit entre la rétine et les fibres du nerf optique.

Si donc notre doctrine nous amène à chercher à prévenir par une intervention chirurgicale, un glaucome que nous supposons être imminent, à plus forte raison sommes-nous tenus d'agir dès que l'attaque aiguë s'est montrée. Dans l'observation n. 4, nous avons attendu sept jours, et pendant ce temps il s'est fait des adhérences que six mois de traitement n'ont pas suffi à détruire en totalité, qui probablement ne se rompront jamais ; dans l'observation actuelle nous avons pratiqué l'iridectomie le troisième jour, c'est-à-dire dès que nous avons été consulté, et le résultat s'est fait moins longtemps attendre ; les synéchies ont été moins organisées et l'atropine les a vaincues ; nous ajouterons une considération qui n'est pas à dédaigner ; nous avons par notre intervention hâtive, évité à madame G... des douleurs atroces, que les injections et les paracentèses n'avaient que très-imparfaitement supprimées chez madame Ch...

Les deux cas sont parfaitement comparables et leur rapprochement nous paraît de nature à démontrer ce fait important à savoir que des yeux qui jusque-là n'ont jamais été le siége d'inflammation peuvent, au bout d'un temps très-court, quelques heures seulement, dans une attaque de glaucome aigu, devenir le siége de dépôts plastiques et contracter des adhérences nombreuses qu'il devient d'autant plus difficile de rompre qu'on sera intervenu à une époque plus éloignée de ce début même.

Du reste, l'observation n. 6 fournit la démonstration qu'une iridectomie faite tardivement met les malades dans des conditions plus défavorables, et c'est là ce que nous voulions démontrer.

12.-13. Madame Schaffe.

Glaucome chronique simple avec atrophie de la papille

qui présente une excavation considérable o. d.; le champ visuel est réduit en dedans d'une manière très-notable, de même qu'en haut et un peu dans tous les sens.

Cette femme n'a jamais éprouvé la moindre douleur; mais elle a une presbytie très-accusée depuis quelques mois.

L'o. g. présente lui-même une excavation appréciable de la papille et une légère contraction du champ visuel.

En présence de ces phénomènes non douteux, nous avons proposé une double iridectomie qui a été pratiquée le 6 juillet après avoir donné le chloroforme, car la femme ne se serait jamais prêtée à l'opération sans anesthésique. Celle-ci n'a rien présenté de particulier.

Le 7. la chambre antérieure était déjà reformée, et on remarquait de nombreuses adhérences de l'iris à la capsule.

L'atropine en a amené la rupture très-facilement et l'opérée a quitté le dispensaire le 15 juillet en très-bon état.

Plus de huit mois après, on a pu noter en prenant le champ visuel que la maladie n'avait pas fait de nouveaux progrès, et l'œil gauche a même recouvré l'intégrité de son champ visuel. Celui de l'œil droit est sensiblement resté le même qu'avant l'opération.

14. Madame Anquetin, 68 ans. Atteinte de glaucome hémorrhagique, ou plus justement d'hémorrhagies rétiniennes multiples dans l'œil droit, sous l'influence d'une affection cardiaque.

Depuis quelques jours elle a des douleurs ciliaires intolérables, les milieux sont devenus impénétrables, l'injection périkératique est très-prononcée, l'iris est enflammé, la cornée est devenue légèrement terne, et l'humeur aqueuse louche, l'œil est dur; la vision est complétement abolie.

L'iridectomie est pratiquée le 6 juillet, et dès le 7 les douleurs cessent entièrement; le champ pupillaire est rempli de sang qui se résorbe assez rapidement, et la malade quitte la clinique en très-bon état le 15 juillet,

Il se fait une récidive trois semaines après, nouvel épanchement de sang dans le corps vitré, qui disparait encore sous l'influence du traitement local et de gouttes de teinture de digitale à l'intérieur.

L'œil est redevenu dur, mais la tension n'a jamais atteint cependant le degré qu'elle avait avant l'iridectomie.

15-16. Madame Lherminier, 67 ans.

Glaucome absolu o. g. survenu il y a un an après plusieurs attaques successives, qui, avec des douleurs ciliaires très-vives ont amené la perte de la vision. Tension extrême.

L'œil droit très-dur aussi, mais sans douleur, sans contraction du champ visuel, ne présente pas de chambre antérieure. L'iris est accolé à la cornée ; le cristallin porte, outre un cercle d'Ammon très-marqué, des opacités centrales qui rendent la vision défectueuse.

Je décide cette dame à se faire opérer l'œil gauche pour mettre fin aux douleurs de l'œil droit dans un but préventif, car tout porte à craindre le développement d'un glaucome sur l'œil droit.

L'opération est acceptée et pratiquée le 8 octobre sur les deux yeux, après avoir chloroformé la malade qui l'avait expressément demandé.

Tout se passe bien et la malade sort le 21 octobre en très-bon état. L'œil droit a été guéri dès le 11, c'est-à-dire dès le quatrième jour et tout ce qu'elle a ressenti c'est quelques douleurs au-dessus de l'œil gauche pendant une dizaine de jours, bien qu'il n'y ait pas eu d'iritis ni de suppuration au niveau des lèvres de la plaie.

Le résultat se maintient encore huit mois après ; il n'y a plus eu de douleurs depuis l'opération ni dans l'o. d. ni dans l'o. g.

17. M. Langlois, glaucome absolu o. g., survenu il y a un mois sur un œil perdu depuis vingt ans à la suite d'un traumatisme. Il est très-dur et extrêmement sensible au moindre toucher, l'œil droit commence lui-même à se fatiguer ; il aperçoit des cercles irisés autour des flammes, mais il ne présente encore aucune lésion appréciable au fond.

L'iridectomie est pratiquée sur l'o. g. le 5 octobre. Les douleurs diminuent beaucoup mais persistent cependant pendant les quatre premiers jours qui suivent l'opération, puis elles passent entièrement et il peut sortir le 13. Malheureusement les douleurs reparaissent avec intensité dès le 23 octobre, et le malade se décide à subir l'énucléation que j'avais voulu pratiquer au début (voir ci-après énucléations).

18. Madame Thorel (voir ci-dessus cataractes compliquées).

Enucléations, 8 cas.

1. M. Lacotte, pensionnaire aux Quinze-Vingts.

Glaucome absolu, o. d., à la suite d'une explosion de mine, remontant à 20 ans. L'o, g., qu'on dirait ne pas exister, à cause des adhérences que la conjonctive brûlée a contractées avec les tissus voisins, est devenu le siége de douleurs atroces depuis une dizaine de jours, en touchant la paupière supérieure, on sent une dureté de marbre dans l'orbite.

L'énucléation proposée est pratiquée immédiatement après avoir endormi le malade; il a fallu disséquer la conjonctive qui recouvrait entièrement la cornée et agrandir la fente palpébrale pour pouvoir détacher les insertions musculaires à cause du symblepharon dont le malade était affecté.

La guérison a été complète en quatre jours. Il ne s'était pas écoulé une cuillerée à café de sang.

2. M. Thibault.

Glaucome absolu o. g,, devenu, depuis quelque temps, le siége de douleurs atroces, énucléation après le sommeil chloroformique.

Ce malade atteint du mal comitial, sujet à des crises fréquentes, avec perte de connaissance, n'en a pas moins été endormi, sans passer par les phases dramatiques que pouvait faire craindre, à bon droit, la névrose dont il est atteint.

Il y a eu tout au plus une cuillerée de sang répandu, le pansement était *sec*, et la cicatrisation par première intention a été obtenue en deux jours.

Les douleurs ciliaires et sus-orbitaires, avec irradiations dans tout le côté correspondant de la tête ne sont plus revenues.

3. Madame Buissonnet.

Glaucome absolu, o. d, perdu depuis plus de vingt ans; dureté du marbre; staphylôme sclérotical dans une étendue de 15 millim. à la partie supérieure de la cornée.

Enucléation après chloroformisation.

Cessation des douleurs à partir de l'opération.

La malade est restée dix jours à la clinique, mais aurait pu sortir depuis le cinquième jour, comme tous ceux qui subissent cette opération dont les suites sont toujours des plus simples.

4. Madame Garnier.

Glaucome absolu avec staphylome sclérotical en haut; la sclérotique a été forcée dans une étendue de 4 à 5 millimètres, sous l'influence de la tension intra-oculaire qui est extrême pour l'œil droit, depuis longtemps sujet à des douleurs intolérables. L'œil gauche commence lui-même à devenir douloureux, et la vue s'obscurcit de telle sorte, qu'une ophthalmie sympathique devient imminente. Enucléation le 13 avril, après chloroformisation; la malade est très-indocile; hémorrhagie sous le bandeau, pendant trois heures; léger suintement dans la journée du 14. Sort le 20 en très-bon état.

Depuis l'opération, les douleurs ont totalement disparu du côté gauche, aussi bien que du côté droit.

5. M. Langlois.

Glaucome absolu o. g. L'œil est perdu depuis plus de vingt ans, à la suite d'un accident.

Les poussées glaucomateuses ont commencé seulement il y a une quinzaine de jours. Une opération de pupille artificielle, malgré une incision très-périphérique et une large excision de l'iris n'a arrêté les douleurs que pendant une dizaine de jours.

Les phénomènes glaucomateux s'étant remontrés avec la même intensité, le malade est revenu demander de lui-même l'opération qui avait été proposée comme plus radicale, quinze jours auparavant.

Enucléation le 24 octobre.

Sorti le 30 de la clinique. Les douleurs ne se sont pas remontrées, et l'opéré porte une pièce d'émail qui le rend méconnaissable. Il est comme tous ceux qui se sont une fois décidés à subir cette mutilation, très-content d'être débarrassé de la cause de ces douleurs.

6. M. Gilbert.

Œil droit glaucomateux, par suite de leucome adhérent, ayant amené un énorme staphylôme total de la cornée. Poussées glaucomateuses très-douloureuses et très-fréquentes depuis quelque temps.

Enucléation le 3 novembre, sorti de la clinique le 10 novembre, en très-bon état.

7. M. Grignon.

Cataracte traumatique avec décollement des membranes, développé à la suite d'un coup avec un instrument piquant qui a pénétré dans l'œil droit, il y a un an.

L'œil malade est devenu douloureux depuis quelque temps, sa tension a notablement augmenté. Phénomènes glaucomateux avec commencement d'ophthalmie sympathique sur l'œil gauche.

Enucléation le 23 décembre. Sorti le 31 en très-bon état.

8. M. Pohier, de Cormeilles.

Glaucome absolu, o. g. Douleurs atroces dans l'œil et dans tout le côté correspondant de la tête.

Enucléation et sortie de la clinique le 4e jour.

Tous les yeux énucléés sont immédiatement plongés dans le liquide de Muller, pour être l'objet d'un examen histologique ultérieur.

Composition du liquide de Muller.

Eau distillée	334 grammes.
Sulfate de soude	6 grammes.
Bichromate de potasse. . . .	8 grammes.

3° Leucome adhérent. 6 cas,

4° Tatouage de la cornée, 2 cas.

1. Enfant Chédal.

Leucome adhérent, œil droit avec bonne perception quantitative de la lumière, survenu à la suite d'ophthalmie purulente. Venue à la consultation avec une perforation de la cornée.

La pupille a été pratiquée en bas et en dedans, et l'enfant a été renvoyé chez ses parents avec une bande roulée et un pansement ouaté, comme nous avons coutume de l'appliquer toujours.

Très-bon résultat. L'acuité prise un mois après, a donné S=20/20.

Tatouage de la cornée au niveau du leucome, trois semaines après l'iridectomie.

Il a fallu quatre séances pour noircir complétement ce leucome, qui occupait plus d'un tiers de la cornée. L'enfant n'est plus reconnaissable. Cette opération ne remplit pas seulement un but cosmétique ; elle améliore sensiblement la vision en arrêtant un grand nombre de rayons lumineux qui traversaient la cornée, malgré son opacité et rendaient l'image diffuse.

Pour faire un tatouage, on délaye de l'encre de Chine dans une très-faible quantité d'eau, de manière à avoir une encre épaisse et après avoir introduit l'écarteur et fixé le globe de l'œil avec la pince à fixer, on fait des piqûres avec un instrument analogue à celui de Lipkau, moins les dimensions; on a cinq aiguilles accolées par leur corps, portées sur un manche, et pouvant faire cinq piqûres à la fois; on enfonce leur pointe dans l'épaisseur du leucome, et on étale ensuite l'encre de Chine sur cette surface ainsi avivée; le charbon pénètre dans le tissu et s'y fixe, pour un temps indéterminé mais, dans tous les cas, fort long. On laisse quelque temps les paupières écartées, pour que les larmes n'entraînent pas trop vite le mélange, et on recommence au bout de huit jours, ou plus tôt, si on le désire.

2. Enfant Aldebo.

Vaste leucome adhérent, n'ayant laissé qu'une très-faible partie de cornée transparente à la périphérie. Commencement de staphylome cornéen, arrêté par l'iridectomie qui produit, du même coup, un résultat optique d'abord très-faible.

Le tatouage de la cornée a très-notablement agrandi l'acuité visuelle.

3, Enfant Luktey, 3 ans et demi;

Leuc. adh. de presque toute la cornée o. d., suite d'ophthalmie purul.

Pupille artificielle en bas et en dehors.

Bon résultat.

4. Enfant Wolfer, de Saint-Dizier, 4 mois.

Leuc. adh. central; suite d'ophth. purul. o. g. ayant amené un staphylôme total sur l'o. d. Enfant aveugle.

Pupille artificielle en haut sur l'o. g.

Bon résultat.

5. M. Decaux (voir observat. de cornéite suppurative, page 30).

Leuc. adhérent., synéchie antérieure complète; pas de chambre antérieure.

Iridectomie en bas et en dedans; les pinces courbes n'ont pas pu arracher l'iris de son adhérence.

La pupille artificielle est ronde et toute petite, mais suffisante cependant pour restituer la vision.

6. L'enfant Bombard, âgé de six ans, nous est amené le 20 novembre à la consultation de l'hospice des Quinze-Vingts pour avoir un certificat de cécité. Il présentait sur l'œil gauche un staphylôme de la cornée avec leucome adhérent; l'iris complétement accolé à la cornée qui était opaque dans les trois quarts de son étendue, la partie supérieure seule ayant conservé sa transparence. L'œil droit a été énucléé il y a plus d'une année par M. Giraud-Teulon. L'enfant est complétement aveugle

cependant il lui reste une perception quantitative de la lumière.

Après avoir bien examiné la partie restée transparente de la cornée et nous être assurés qu'une pupille artificielle pourrait être tentée sur cet œil devenu staphylômateux, nous avons proposé aux parents de faire cette opération qui pouvant donner un résultat optique devait, dans tous les cas, produire un très-heureux effet sur la marche ultérieure du staphylôme.

L'opération fut acceptée par les parents, et l'enfant, étant endormi par le chloroforme, confié aux soins de notre confrère le docteur Gauran, l'iridectomie fut pratiquée en haut dans la partie correspondante à la cornée restée transparente. L'œil était mou, la friabilité de l'iris et l'absence de chambre antérieure rendirent l'opération tout à fait difficile ; l'iris ne venait que par fragments, cependant nous eûmes la satisfaction d'en enlever un lambeau suffisant ; et pour ceux qui ont touché à des yeux ainsi affectés et qui savent quelles sont les difficultés qu'on a à surmonter il y avait de quoi être très-satisfait du résultat obtenu.

La chloroformisation n'avait rien présenté de particulier, la période d'excitation avait été courte et rapidement suivie de collapsus. L'enfant ne voulait pas se laisser endormir, il résista de toutes ses forces et au bout de deux minutes d'inhalation le collapsus arriva avec l'insensibilité ; la respiration et le pouls ne présentaient rien d'anormal.

Le chloroforme qui servait ce jour-là avait été employé quelques jours auparavant et ne présentait dans l'odeur qu'il exhalait rien qui pût faire craindre un résultat fatal. Il nous est fourni par la pharmacie centrale.

L'appareil dont nous faisons constamment usage est composé simplement d'un morceau de flanelle tendu sur une tige métallique recourbée qui, s'adaptant au devant de la bouche et du nez, permet l'accès facile de l'air en même temps qu'il offre au chloroforme une assez grande surface d'évaporation. Ces conditions permettent d'obtenir l'anesthésie avec une quantité peu considérable, quelques grammes seulement de chloroforme. Nous ajouterons, ce qui n'est pas indifférent, qu'avec ce procédé on n'est pas exposé comme avec le cornet à répandre du chloroforme sur la peau, qu'on évite ainsi d'irriter et de brûler même, comme cela arrive si fréquemment avec les procédés ordinaires.

Tout était fini, l'enfant ne respirait plus de chloroforme depuis plus de trois minutes, nous étions déjà passé dans la pièce à côté prévenir les parents qu'ils pouvaient rentrer dans la salle d'opérations, lorsqu'en revenant près de l'enfant nous fûmes frappés de stupeur en voyant sa pâleur mortelle, son faciès cadavérique, ses lèvres décolorées et nous eûmes la douleur de constater qu'il n'y avait plus de battements du cœur, plus de pouls, plus de respiration.

Le docteur Gauran s'efforça d'ouvrir la bouche dont nous parvînmes à écarter les arcades dentaires avec le manche d'une cuiller métallique, la langue était appliquée derrière les arcades dentaires et nullement refoulée dans le fond de la bouche. Les parents furent renvoyés immédiatement, l'enfant suspendu par les pieds, entièrement renversé et appuyé sur le fauteuil d'opérations, fut confié à notre confrère et à l'aide, tandis que nous nous mettions en mesure de faire la respiration artificielle.

Après une demi-minute de cette suspension par les pieds et une dizaine de fortes pressions sur la cage thoracique, la face de l'enfant commence à se colorer, il se produit un mouvement de regorgement qui fait sortir par la bouche quelques glaires visqueuses ; nous continuons la respiration artificielle une minute environ, après quoi nous replaçons l'enfant sur le fauteuil dans la position horizontale, la face inclinée de côté et un peu plus bas que le reste du corps ; on ouvre largement les fenêtres et nous nous mettons en devoir de fouetter vigoureusement la face et la poitrine avec la main, tandis que notre ami en fait autant de son côté avec un linge mouillé.

Le faciès reste encore pâle ; mais, sous cette énergique révulsion cutanée, le pouls commence enfin à reparaître, filiforme d'abord, puis bientôt il se relève. La respiration se régularise et des vomissements arrivent par saccades, peu abondants et spumeux.

L'enfant, transporté à l'air, ne tarde pas à retomber dans la somnolence qui suit les éthérisations complètes ; mais la respiration et la circulation sont normales et après lui avoir fait son pansement, nous le faisons transporter dans son lit près de la fenêtre. Il conserva pendant quelques heures un état d'hébétude, entrecoupé de vomissements surtout abondants dans la soirée, dix heures encore après l'opération.

La nuit fut excellente et personne heureusement, dans

l'entourage, n'a su le danger auquel cet enfant avait échappé et lui moins que personne. Il est hors de doute cependant que cet enfant a été tiré de là mort grâce à l'intervention décisive et prompte qui a été prise à son égard.

Qu'avons-nous fait en présence d'accidents aussi formidables qu'un retard de quelques secondes encore pouvait rendre sans appel ; et quelle différence y a-t-il entre cette mort apparente et la mort réelle que nous avons été sur le point de constater ? En présence de la suspension des battements du cœur qui a duré plusieurs secondes, et aussi de celle des mouvements respiratoires, nous avons la conviction d'avoir fait la seule chose utile ; aussi sommes-nous doublement heureux de faire connaître à nos confrères et le fait qui nous semble porter avec lui son enseignement et le résultat favorable qui a suivi notre intervention.

En portant la tête en bas, le sang d'une manière purement physique est venu baigner le bulbe dans lequel se trouve le centre respiratoire ; d'un autre côté, les pressions alternatives exercées sur la cage thoracique en chassant l'air contenu dans les ramifications bronchiques ont provoqué l'entrée d'une nouvelle quantité d'air non imprégné de vapeurs chloroformiques, et à la faveur de ce double jeu artificiel d'entrée et de sortie d'air pur, le cœur qui, à notre avis, avait été paralysé par l'agent anesthésique, a pu retrouver quelque énergie et recommencer à envoyer du sang aux centres nerveux. Sous l'influence de cette reprise de fonctions, le bulbe a été excité de nouveau, le nerf pneumogastrique a pu dès lors exécuter le rôle qui lui est dévolu et la respiration a bientôt pu se faire, faiblement d'abord, à cause des propriétés toxiques du sang chargé des vapeurs chloroformiques, mais peu à peu, l'élimination se faisant, les inspirations sont devenues plus profondes, et la vie a repris possession de ce corps tout à l'heure inanimé.

Tels sont les phénomènes que, pour la première fois, nous avons vus se dérouler sous nos yeux, bien que nous ayons fait un très-fréquent usage du chloroforme ; nous l'avons employé à tous les âges, chez des enfants, chez des vieillards, même chez des sujets atteints du mal comitial, qui passe cependant pour une contr'indication formelle de l'emploi de cet agent. Chez ces derniers nous avons noté constamment avec une respiration stertoreuse parfois effrayante, la lividité de la face, au lieu de cette pâleur que nous avons constatée dans le cas qui fait l'objet de cette observation, aussi nous semble-t-il que la théorie à laquelle nous rattachons l'enchaînement de ces phénomènes, c'est-à-dire la théorie de la mort par syncope, ne laisse pas de place aux diverses théories mises en avant pour expliquer la mort causée généralement par le chloroforme.

Et d'abord le refoulement de la langue vers le pharynx auquel certains chirurgiens voudraient faire jouer le rôle capital dans la mort par les anesthésiques, nous paraît devoir être éliminé ici, puisque les dents étant écartées à l'aide d'une cuiller, on a pu s'assurer que la langue était accolée au plancher de la bouche et derrière les arcades dentaires.

Nous nous rappelons toujours l'anxiété de notre ancien maitre, M. Després, chirurgien à Bicêtre, qui, partisan décidé de la théorie du refoulement, faisait toujours préparer à l'avance plusieurs bouts de bois destinés à être glissés entre les arcades dentaires pour permettre d'aller avec le doigt, au besoin avec une érigne chercher à dégager l'épiglotte qu'il supposait renversée sur l'orifice du larynx, aussi l'expression *avaler sa langue* était-elle devenue familière parmi les élèves du service.

Dans un très-grand nombre d'éthérisations que nous avons pratiquées, soit dans le service de M. Velpeau, soit pour notre propre compte (environ quatre cents), nous n'avons jamais eu l'occasion de constater le refoulement en question, et comme dans le cas actuel nous avons pu vérifier qu'il n'y avait pas de refoulement, nous croyons que ce ne sera pas trop nous avancer que de contester la théorie de la déglutition de la langue malgré les quelques cas rapportés dans la science et qui paraissent formels à cet égard.

La théorie de l'asphyxie nous paraît également devoir être écartée pour expliquer la mort; dans le cas dont il s'agit aucun phénomène de stase sanguine ne s'est en effet manifesté, bien au contraire, la pâleur était absolument cadavérique, les lèvres cireuses, ainsi que la peau des parties du corps qui étaient exposées à la vue, donc pas d'asphyxie et nous voilà amenés à admettre la théorie de la syncope par intoxication.

Comment l'intoxication s'est-elle produite? Est-ce par l'oxyde de carbone, est-ce par la décomposition en acide formique de l'agent employé? Nous ne nous chargeons pas de résoudre la question. Et quant à la succession des phénomènes toxiques nous partagerions volontiers l'opinion d'un de nos amis, le docteur Lacassagne, professeur agrégé au Val-de-Grâce, qui, dans un mémoire couronné par l'Académie de Médecine, a émis la pensée que le chloroforme, exerçant son action sur la cellule nerveuse, produirait son effet d'abord sur les circonvolutions cérébrales et successivement sur la protubérance annulaire, le bulbe et le grand sympathique par l'intermédiaire duquel se ferait finalement l'arrêt des battements du cœur. Les expérimentateurs se chargeront de nous faire connaître la manière d'agir du chloroforme sur le système nerveux.

Ce qui nous paraît établi sans conteste dans le cas actuel, c'est la syncope par empoisonnement, et nous ajouterons que cette conviction, entraînant comme conséquence un mode particulier de traitement, il n'est pas indifférent de la partager ou de se retrancher derrière une *idiosyncrasie.*

C'est avec des mots pareils que la médecine et les médecins ont justement mérité et mériteront longtemps encore les railleries, plus ou moins bien appropriées des Molières du passé et de l'avenir.

Si ce mot, en effet, ne veut dire autre chose que la manière particulière dont chaque individu peut être influencé par les divers agents capables d'impressionner d'une façon quelconque ses organes, il est évident qu'on ne peut partager l'opinion de Robert qui invoquait l'idiosyncrasie pour expliquer la mort par le chloroforme, attendu qu'on peut l'invoquer au même titre pour toute action en général provoquant une réaction de l'organisme, laquelle variera nécessairement avec l'individu.

Les partisans d'une semblable théorie, s'il en existe encore, seront amenés dans un cas fatal à se croiser les bras en attendant qu'ils aient découvert des signes faisant pressentir l'*idiosyncrasie* qui devra contr'indiquer l'usage du chloroforme.

Ceux au contraire qui, comme nous, croient que la mort se produit le plus souvent par syncope, sont appelés à agir énergiquement ainsi que nous l'avons fait dans le cas actuel, et nous sommes convaincus qu'en ne perdant pas une seconde dans la tergiversation que beaucoup éprouvent en pareille conjoncture, on aura la satisfaction que nous avons éprouvée nous-même en mettant en usage le moyen recommandé ci-dessus.

Nous terminerons cette observation en disant que l'enfant, remis de cette cruelle épreuve, a pu quitter le dispensaire au bout de huit jours et retourner chez lui avec une pupille artificielle qui lui avait fait recouvrer la vision. Il aurait même pu s'en retourner quelques jours plus tôt, les suites de cette opération ayant été, comme toujours, des plus simples et n'ayant nécessité que quelques soins de peu d'importance.

5° Iritis a rechute et iridochoroïdites.

Iridectomie, 11 cas.

1-2. Mademoiselle S., 152, rue Montmartre, 32 ans.

Iridochoroïdite double. Synéchies postérieures partielles, o. g. Milieux troubles, corps flottants du corps vitré. $S=\frac{10}{30}$. O. d. Synéchie postérieure complète, pas de chambre antérieure. Tension intra-oculaire très-considérable : compte les doigts avec peine à 3 pieds ; ne peut lire aucun caractère. Milieux impénétrables.

Pas d'antécédents spécifiques ni de rhumatismes ; très-souvent tourmentée de douleurs sus-orbitaires.

Ne veut pas entendre parler d'opération.

Le traitement général, avec les instillations de collyre d'atropine, ne peut amener qu'une dilatation très-irrégulière et insignifiante du côté gauche, nulle du côté droit. On ne peut que pressentir la papille qui est voilée, o. g., le cors vitré jumenteux. Tension toujours considérable des deux côtés, surtout à droite.

L'opération est enfin acceptée et pratiquée sur les deux yeux, après avoir chloroformé la malade.

Iridectomie en haut des deux côtés.

Un mois après l'opération, dont les suites n'ont rien présenté de particulier, la papille se distingue aisément sur l'o. g. Corps flottants nombreux ; il y en a de très-gros et noirs, d'autres très-ténus.

O. d. la papille commence à s'apercevoir, elle est en partie atrophiée.

Au bout de cinq mois, les corps flottants ont beaucoup diminué ; le fond est très-clair des deux côtés, les adhérences en bas ne sont pas rompues ; de temps en temps surviennent encore quelques douleurs au-dessus de l'o. d. mais elles ne résistent pas à quelques gouttes de collyre d'atropine.

Enfin, pour l'o. d., $S=\frac{5}{20}$,
et pour l'o. g., $S=\frac{20}{30}$.

Elle a repris ses occupations. Le trouble du corps vitré est entièrement dissipé dans l'o. g., et les douleurs ont complétement disparu pour l'o. d.

3-4. Mademoiselle G..., 14 ans.

Cette enfant est atteinte de cataractes congénitales qui n'ont pas fait de progrès depuis longtemps.

L'iris est atteint de dégénérescence cystoïde des deux côtés. Double iridectomie en haut. Suites très-simples. Très-bon résultat.

5, M. Missilier (voir ci-dessus ulcère serpigineux de la cornée).

Iritis avec ulcère serpigineux de la cornée.

Incision de Sœmish, qui amène rapidement la réparation de l'ulcère de la cornée, mais l'iritis n'est que médiocrement influencée dans sa marche vers la guérison. Il y a des rechutes fréquentes qui nous décident, au bout de quelque temps, à pratiquer une iridectomie en haut. Guérison très-rapide de l'iritis, à partir du moment de l'opération.

6-7. M. Borgnet.

Iridochoroïdite double, avec cécité complète des deux côtés, depuis une dizaine d'années. Douleurs ciliaires périodiques. Iridectomie double. Sorti de la clinique au bout de deux jours ; les douleurs ont cessé temporairement, mais se sont montrées plus tard, quoique avec une bien moindre intensité.

8-9. M. Graux, de Compiègne, 19 ans.

Ce jeune homme est venu pour une dacryocystite ancienne, avec sécrétion très-abondante des deux côtés. Les os propres du nez sont cariés. Les deux yeux ont été depuis longtemps le siége d'ophthalmie antérieure, et on en voit les traces tant sur les cornées que sur l'iris et la capsule.

L'iris a contracté, des deux côtés, des adhérences nombreuses qui sont la cause d'iritis à rechute revenant à tout propos.

Après avoir opéré la double tumeur lacrymale, et pratiqué le cathétérisme, le jeune homme se décide à subir l'opération proposée depuis longtemps. Iridectomie en haut sur l'o. g. seulement, qui était alors le siége de douleurs ciliaires très-fortes.

Cessation complète des douleurs après l'établissement de la pupille artificielle, et retour d'une très-bonne acuité.

Quelques mois après, l'opéré est revenu pour demander la même opération sur l'o. d., regrettant de ne pas l'avoir acceptée la première fois.

L'œil droit n'avait, à ce moment, plus de chambre antérieure, et l'occlusion de la pupille était complète.

L'iridectomie a rétabli la communication entre les deux chambres, mais les dépôts capsulaires n'ont permis le retour que d'une très-médiocre acuité.

10. Mme Dommaison.

Iritis chronique avec synéchies postérieures multiples, o. d., et douleurs ciliaires. Tension considérable. L'o. g., atteint de la même affection, a été opéré dans une clinique de la ville. Iridectomie en haut, après avoir fait une incision purement scléroticale. Les suites de l'opération ont été des plus simples : la malade est sortie de la clinique le 6e jour, et n'a pas été revue depuis son départ pour la campagne.

11-12. Madame Potier, 76 ans.

Iritis chronique à rechute avec synéchies postérieures multiples des deux côtés.

Sur l'o. d., un dépôt capsulaire ne permet qu'une vision quantitative d'une forte lumière de gaz. Douleurs vives avec tension considérable.

L'o. g., atteint des mêmes lésions, à un degré moins avancé, possède une acuité de $\frac{5}{20}$.

Opérée des deux côtés le 24 avril, d'iridectomie en haut. Suites très-simples.

Le 11 mai on trouve pour l'o. d. $S = \frac{1}{7}$, et pour l'o. g. $S = \frac{1}{2}$.

Avec le verre + 11, elle lit le 1 1/2 Snellen. Les douleurs ne se sont pas remontrées.

13-14. Mme Mory, 55 ans.

Iritis ancienne avec synéchies postérieures complètes des deux côtés. Cette pauvre femme, entièrement aveugle, venait pour obtenir un certificat de cécité, pour se faire admettre à l'hospice. Comme il y avait encore une perception quantitative de la lumière, j'ai proposé de pratiquer une double iridectomie, me réservant de lui faire son certificat, dans le cas où l'opération ne donnerait pas un résultat suffisant.

Le 28 octobre, j'ai pratiqué une double iridectomie en haut, avec l'assistance de notre excellent confrère, le docteur Robin.

Il y a eu une très-grande difficulté pour arracher l'iris de ses nombreuses adhérences. Dans ces cas de dégénérescence de l'iris, la pince courbe avec une griffe est tout a fait insuffisante, aussi avons-nous prié M. Mathieu de construire une pince courbe portant deux griffes à chaque branche, de telle sorte que lorsqu'on ne peut avoir que le lambeau d'iris qu'on tient entre les griffes de la pince, celui-ci soit plus considérable. On évitera ainsi de réintroduire à plusieurs reprises la pince dans la chambre antérieure. C'est une modification que nous recommandons dans les cas si nombreux de leucome avec dégénérescence de l'iris, dont le tissu devient friable et sans la moindre consistance.

La malade est sortie en très-bon état le 4 novembre, voyant à se conduire, mais elle n'a recouvré aucune acuité; le fond de l'œil, qui se voit difficilement, montre une hyalitis ancienne avec atrophie commençante des papilles.

15. M. Petitjean, 43 ans.

Cornéite suppurative, o. g., avec hypopyon, à la suite d'un traumatisme ; les deux tiers de la cornée sont compris dans la partie malade. Il y a perte de substance sur une très-large étendue. Pendant huit jours on a appliqué les fomentations chaudes et le collyre d'atropine.

Sous l'influence de ce traitement, l'hypopion n'a pas augmenté, mais l'iris ne pouvant se dilater, à cause des nombreuses adhérences qui le retiennent à la capsule, une iridectomie a été pratiquée en haut le 20 novembre. A partir de l'opération, la résorption s'est faite complétement, et la réparation de l'ulcère a marché rapidement. Le malade est sorti de la clinique dans un état relativement bon.

6° STAPHYLÔMES.

Staphylôme sclérotical 2.

1-2. Madame Troussel.

Staphylômes scléroticaux multiples autour de l'insertion de la cornée qui est conique. Adhérences multiples de l'iris à la capsule. Cécité complète o. g. Mêmes lésions à droite avec opacité du cristallin ; se conduit à peine de l'o. d. Tension considérable.

Iridectomie double en haut. L'iris était très-friable.

Les ectasies scléroticales ont fort diminué ainsi que la forme conique de la cornée à la suite de cette double iridectomie.

Les douleurs ont tout à fait disparu.

Quelques mois après, nous l'avons opérée de sa cataracte o. d. (Voir opérations de cataractes, obs. n. 43).

Staphylôme cornéen.

Staphylôme *partiel* : enfant Bombard (voir ci-dessus iridectomie).

Staphylôme *total* de la cornée o. d.

L'enfant Wolfer, âgé de quatre mois, est amené à la consultation pour un staphylôme survenu à la suite d'une ophthalmie purulente qui lui a laissé en même temps un leucome adhérent de l'o. g., de telle sorte que l'enfant est tout à fait aveugle.

Il a été opéré avec un très-bon résultat de son œil gauche (voir iridectomie obs. 4).

Quant à l'o. d. il n'y avait qu'à enlever le staphylôme qui augmentait considérablement le volume de l'œil depuis quelques semaines.

Nous avons pratiqué l'opération du staphylôme en disséquant un lambeau de conjonctive tout autour de la cornée et passant des fils doubles à chaque extrémité du diamètre horizontal et du diamètre vertical, puis rejetant de chaque côté les anses des fils, nous avons fait à l'aide du bistouri la section transversale du staphylôme. Avec des ciseaux courbes sur le plat, nous avons détaché l'iris de son insertion périphérique, et le cristallin étant évacué, nous avons fait alors l'occlusion de la plaie béante en ramenant la conjonctive au-devant de la perte de substance.

Ce procédé fort simple amène très-rapidement la cicatrisation, et il reste ainsi un moignon suffisant pour supporter une coquille.

Staphylôme cornéen total avec panophthalmie.

M. Fromm atteint de glaucome double.

Staphylôme total de la cornée o. g. devenu le siége d'une panophthalmie avec douleurs horribles.

Le malade se présente à la consultation avec un chémosis dur et l'œil déjà rempli de pus.

Incision en travers, ponction et contre-ponction *à un centimètre* de la cornée.

Il est sorti un flot de pus avec le cristallin, et malgré

cette large et profonde incision, il a fallu quelques jours après inciser le chémosis qui ne cédait pas et faisait reparaître de nouvelles souffrances.

7° OPÉRATION DE SŒMISH (voir ci-dessus kératite à hypopion).

8° KYSTE DERMOÏDE DE LA PAUPIÈRE SUPÉRIEURE.

Mademoiselle Boulmier.

Kyste dermoïde de la paupière supérieure (angle externe) o. g. Congénial, faisant une saillie de la grosseur d'une demi-noix.

Opéré par énucléation le 20 avril. Après avoir divisé l'orbiculaire qui la recouvrait, pendant la dissection de la tumeur, la poche s'est rompue et il est sorti une matière grise en magma renfermant des *cils* blonds ; la jeune fille est châtain foncé.

Après avoir vidé la poche par la pression avec le doigt contre la paroi supérieure de l'orbite, j'ai excisé une partie de la poche et j'ai réuni d'une manière lâche par deux points de suture, laissant un intervalle de deux centimètres pour l'écoulement de la suppuration ultérieure.

Quelques douleurs dans la journée et la nuit, avec œdème de la paupière et induration phlegmoneuse du tissu cellulaire de la région temporale, m'ont fait enlever les sutures, appliquer des cataplasmes et faire des onctions résolutives.

Un ganglion préauriculaire déjà douloureux, une fièvre ardente font craindre l'explosion d'une érysipèle. Mais dès le 25 tous ces phénomènes s'amendent, il s'établit un léger écoulement séro-purulent et bientôt seulement séreux, et finalement il se fait une cicatrice linéaire. Tout est terminé le 31. La guérison ne s'est pas démentie depuis.

La poche de ce kyste était solidement fixée sur l'os malaire à sa jonction avec le frontal.

Les pinces érigne n'ont pu en permettre l'extirpation complète, ce qui du reste était absolument inutile.

Kyste sebacé.

M. D....

Tumeur occupant l'angle interne de l'o. d. passant sur le nez et refoulant la paupière supérieure de façon à empêcher l'œil de s'ouvrir.

Son début remonte à six ans. Tumeur molle comme un lipôme ayant la forme d'un énorme haricot, dont le hile correspond à l'angle interne de l'œil et dont le volume égale deux énormes haricots de Soissons superposés.

Incision verticale de la peau amincie et dissection de chaque côté de l'incision. Mais l'énucléation n'est pas possible; la poche amincie en un point se crève et donne lieu par pression à la sortie d'une masse de matière suiffeuse, blanchâtre, mêlée d'une matière huileuse qui se reconnait aux reflets que présente le sang répandu dans le grand angle de l'œil.

Prenant la poche à l'aide d'une pince, j'en fais la dissection avec des ciseaux à pointe mousse, et après en avoir isolé la plus grande partie, j'en fais l'excision à petits coups de ciseaux et je retire une poche résistante qui, étalée, présente une surface de 3 centimètres carrés.

Rapprochement des lèvres de l'incision sans suture, pansement avec de l'ouate, compression avec une bande de flanelle.

Cicatrisation linéaire au 4e jour. Il n'y a jamais eu d'eau pour laver la plaie; la chaleur égale, maintenue par le plumasseau d'ouate, a rapidement amené la cicatrisation par première intention.

9e Strabisme optique convergent 5.

1. Mademoiselle......

Strabisme convergent monolatéral o. g. Déviation 5 millim. Taie de la cornée sur l'œil dévié. Pas de vision binoculaire.

Opération avec correction incomplète. Il reste un millimètre 1/2 environ de convergence après l'opération.

Bon résultat cosmétique.

2. Enfant Bernot, 8 ans et demi.

Strab. converg. monolat. o. g., lié à l'hypermétropie. Déviation 6 mm.

Etat de la réfraction :

O. G. S=14/20. o. d. 16/20 avec léger Ash.

Hm= 1/42. H totale=1/14.

Après instillation de l'atropine et avec +14 S=20/20.

Après avoir essayé vainement de paralyser l'accommodation et de faire porter des verres forçant le regard à gauche.

Après avoir corrigé le vice de réfraction pour la vision de loin comme de près sans aucun résultat, la ténotomie du droit interne est pratiquée après avoir chloroformé l'enfant.

Ce moyen est très-agréable en ce qu'il prévient les cris de l'enfant, mais il offre l'inconvénient de ne pouvoir contrôler le degré de mobilité du côté du muscle sectionné, ni de mesurer la correction après l'opération.

Toutes les expansions aponévrotiques étant détachées, une suture conjonctivale est appliquée avec un léger bandeau compressif qu'on tient mouillé de temps en temps dans la journée.

Le lendemain l'o. g. est correct ; la diminution de la mobilité est de 3 millim. si on la compare à l'o. d., et à peu près de 6 millim. de moins qu'avant l'opération.

Je fais porter pendant quelques jours des lunettes forçant le regard à droite et j'enlève la suture le troisième jour.

Nous dirons à propos des sutures conjonctivales qu'après les avoir appliquées plusieurs fois comme tout le monde et avoir constaté que leur enlèvement est toujours très-mal supporté par les enfants, nous avons adopté la pratique de l'illustre professeur Donders. Nous avons eu la bonne fortune de voir à la clinique d'Utrecht cet éminent ophthalmologiste se servir de fils extrêmement fins, qui après avoir maintenu le rapprochement des lèvres de la plaie conjonctivale peuvent impunément être abandonnés, et tombent d'eux-mêmes sans qu'on ait besoin de les enlever avec des ciseaux. Par l'emploi de fils très-fins on évite aux enfants une intervention qu'ils trouvent bien plus insupportable que l'opération elle-même puisqu'ils n'ont rien senti pendant la ténotomie pratiquée à l'aide du chloroforme, tandis qu'ils poussent des cris déchirants et font des mouvements qui rendent toujours laborieuse cette opération, qu'on serait tenté de croire tout à fait insignifiante.

Huit jours après la strabotomie nous avons pu nous assurer à plusieurs reprises et à notre grande satisfaction que la lecture se faisait *avec les deux yeux* dans l'étendue de 4 à 8 pouces. Pendant cette vue attentive, le droit interne droit entraîne l'œil droit en convergence de 2 millim. environ.

A 10 pieds, l'enfant accuse l'existence d'une diplopie homonyme qui s'accentue davantage quand on porte la bougie du côté du muscle sectionné.

La correction est parfaite. Je prescris pour le travail des verres + 40.

3. Mademoiselle Martin, 16 ans.

Strabisme convergent monolatéral o. d.; déviation 5 millim.

État de la réfraction :

O. g. S=15/20 hm 1/30 H totale 1/20 avec +30 S=20/20.
O. d. S=10/20 hm 1/20 H totale 1/12 avec +12 S=10/20.

Opération après anesthésie chloroformique; correction parfaite sans suture conjonctivale.

Verres + 30 pour le travail, qui amènent bientôt une amélioration de l'acuité visuelle.

4. Enfant Herin.

Strabisme convergent, monolatéral, o. d.; déviation, 4 millimètres.

L'enfant a porté, pendant plusieurs mois, des verres corrigeant son hypermétropie. Mais le strabisme reparaît dès que l'enfant quitte les lunettes.

Opération après anesthésie chloroformique.

Suture conjonctivale. Rétablissement de la vision binoculaire : insuffisance musculaire se traduisant par une diplopie croisée dans l'extrémité du champ visuel gauche et diminuant de jour en jour.

5. Enfant Caron, 12 ans.

Strabisme convergent, hypermétropique, monolatéral, o. g., déviation 9 à 10 millimètres.

L'o. g. est amblyope, par suite de taies anciennes ; strabotomie sans endormir l'enfant,

Correction maxima par l'ouverture un peu plus étendue de la capsule de Ténon ; lunettes pour forcer le regard à gauche.

Il reste encore une convergence d'un millimètre et demi, qui n'est nullement disgracieuse.

Très-bon résultat cosmétique.

Strabisme divergent par asthénopie musculaire.

6. Mademoiselle C..., 14 ans.

Asthénopie musculaire, liée à M 1/12.

Dans la fixation même à distance, l'œil droit se dévie

en dehors de 3 millimètres environ; l'œil gauche a lui-même une tendance à se dévier alternativement.

Cette jeune fille a porté des verres—15 avec prismes à base interne; à partir de l'usage de ces verres, l'asthénopie musculaire a cessé, mais l'insuffisance s'est accentuée. Aussi, les parents ont-ils consenti à l'opération qui, dans ce cas, ne devait pas être unique, ainsi que je les en avais avertis.

Le 12 novembre, je pratiquai sans chloroforme la ténotomie du droit externe droit. Après cette opération, il n'y avait plus, ainsi que je m'en suis assuré immédiatement, de diplopie en face, elle existait dans l'extrémité du champ visuel droit. Pas de suture; pansement simple à l'eau froide.

Le 25 novembre, l'insuffisance persistant dans le muscle droit interne gauche, je pratiquai une ténotomie du droit externe de l'œil gauche.

Après cette seconde opération, il y eut diplopie homonyme pour la vision à distance et vision simple binoculaire de près.

Dès le 13 décembre, le droit interne droit recommence à devenir légèrement insuffisant. La diplopie homonyme n'existe plus que dans le regard forcé à gauche; en même temps, l'œil droit recommence à ne plus pouvoir se maintenir en fixation, il se dévie en dehors après une fixation de quelques instants. Aussi une troisième intervention est-elle jugée nécessaire.

Le 23 décembre, nouveau reculement du tendon, par une deuxième ténotomie du droit externe de l'œil droit. Cette fois, le bord de la cornée, dans le regard forcé à droite, reste à 3 millimètres, au moins, de la commissure palpébrale, Néanmoins, à cause de la grande insuffisance de l'antagoniste, je force le regard à gauche, de manière à produire un léger strabisme convergent.

Un mois après nous avions la satisfaction de constater la rectitude du regard avec un balancement parfait dans l'équilibre des forces musculaires, et il n'y avait plus de diplopie dans l'extrême adduction, ni à droite, ni à gauche.

Nous n'avons pas besoin d'ajouter que de ces trois ténotomies, il ne reste aucune trace sur la conjonctive.

Dans un cas comme celui-ci, de myopie faible sans un staphylôme postérieur considérable, on ne peut accuser évidemment qu'une faiblesse native des muscles de la convergence.

7. Strabisme divergent par anisométropie.

Mademoiselle Régnault, 16 ans, se présente à la consultation pour un strabisme divergent monolatéral, o. g. Déviation, 3 millimètres.

Etat de la réfraction : o. d. emmétrope.
o. g. M 1/9.

Il y a une très-grande inégalité dans l'acuité de ses yeux. Pour l'o. d. S=20/20, tandis que l'o. g. atteint de myopie 1/9 ne possède qu'une acuité de 1/5 ; avec le verre — 9 elle remonte à 2/5.

La ténotomie du droit externe de l'o. g. a ramené la rectitude dans le regard au loin. Quant à la vision, elle ne peut se faire binoculairement, à moins qu'on place un verre biconcave du numéro 9 devant l'œil gauche, tandis que l'œil droit regarde sans interposition de verre. C'est la différence qui existe dans la réfraction, et surtout dans l'inégale acuité de chacun des yeux, qui explique la déviation de l'œil amblyope. Toutefois, nous devons dire que nous avons relevé déjà un grand nombre de cas d'anisométropie sans strabisme, et l'observation dont nous parlons ne nous paraît pas de nature à lever tous les voiles qui nous semblent encore envelopper certains côtés de cette question.

10° ABRASION DE LA CONJONCTIVE. PÉRITOMIE.

(Voir 2e partie, Granulations).

1. M. Erdeven.

Granulations palpébrales avec pannus des deux cornées. Cécité complète. Abrasion des deux conjonctives bulbaires. Excision d'un demi-centimètre de conjonctive péricornéenne.

Opération très-douloureuse qu'on doit tenter lorsque tout a échoué contre cette épouvantable affection.

Les cornées se sont légèrement éclaircies au bout de quelques mois.

2. Madame Rouland.

Granulations palpébrales avec pannus du côté droit, descendant jusqu'à la partie inférieure de la cornée ; couche très-épaisse de vaisseaux.

L'abrasion de la conjonctive bulbaire a été suivie, chez cette opérée, d'abcès multiples de la cornée qui se sont bien guéris, après nous avoir, toutefois, fait concevoir les craintes les plus vives.

La cornée, au bout de quatre mois, s'est très-notablement éclaircie, et le résultat a été favorable.

3. M. Mulot.

Granulations palpébrales avec pannus très-épais recouvrant les deux cornées.

L'abrasion de la conjonctive n'a pas produit, dans le cas actuel, un résultat aussi favorable que dans le précédent. Le malade est revenu plus tard se faire panser avec le sous-acétate de plomb, puis il a cessé de se présenter à la consultation.

11° IRIDOTOMIE.

Cette opération faite selon les principes posés par M. de Wecker, avec la pince-ciseaux, que cet éminent praticien a fait construire à cet effet, nous a donné de bons résultats, ainsi que le témoigne l'observation relatée ci-dessus, sous les numéros 25 et 26.

La cataracte secondaire dont était atteint M. M..., a pu se changer en un résultat favorable, grâce à la section de l'iris et de la capsule épaissie par l'irido-phakite, à l'aide de la pince-ciseaux.

Cet instrument nous parait destiné à remplacer les ciseaux coudés usités d'ordinaire pour pratiquer l'iridectomie. Pour ce qui nous regarde, nous nous en servons constamment, car nous trouvons beaucoup plus aisé d'exécuter le mouvement de pince que le mouvement de ciseaux, qui expose beaucoup plus les doigts à une trémulation préjudiciable à la section méthodique du lambeau d'iris que l'on se propose d'exciser dans l'iridectomie.

Quant à l'iridotomie, cette opération qui rencontre, dans la pratique de l'oculiste, de si fréquentes indications, elle n'est devenue possible, et dans certains cas très-facile, que grâce à l'ingénieuse pince-ciseaux dont nous parlons.

La troisième iridotomie que nous avons pratiquée dans le courant de l'année, a été exécutée sur un œil atteint d'occlusion pupillaire consécutive à une iridectomie avec extraction du cristallin sur un œil atteint de glaucome. Le résultat n'a pas été favorable, mais cela tenait à la nature même de la maladie.

TABLE DES MATIÈRES.

TROISIÈME PARTIE.

PARIS. — IMP. VICTOR GOUPY, RUE GARANCIÈRE, 5.

NOUVELLES PUBLICATIONS DE LA LIBRAIRIE Ve ADRIEN DELAHAYE ET Cie

Traité d'anatomie descriptive, avec figures intercalées dans le texte, par PH.-C. SAPPEY, professeur d'anatomie à la Faculté de médecine de Paris, etc. Troisième édition, entièrement refondue. 4 vol. in-8. 1876. 48 fr. Cartonné. . . . . 52 fr. »
Quelques exemplaires sur papier vélin. . . . . 60 fr. »

Leçons sur les maladies du système nerveux, faites à la Salpêtrière par le professeur Charcot, recueillies et publiées par le docteur BOURNEVILLE, 2e édition, revue et augmentée. Tome 1er. 1 vol. in-8, avec 9 planches en chromo-lithographie, une eau-forte et 27 figures intercalées dans le texte. . . . . 12 fr. »
Cartonné. . . . . 13 fr. »
Tome 2me, 1er fascicule : ANOMALIES DE L'ATAXIE LOCOMOTRICE ; 2e fascicule : DE LA COMPRESSION LENTE DE LA MOELLE ÉPINIÈRE, in-8 avec 2 planches. Prix de chaque fascicule . . . . 2 fr. »
3me fascicule : DES AMYOTROPHIES, in-8 avec fig. et pl. . . . . 4 fr. »

Anatomie descriptive et dissection, contenant un précis d'embryologie, la structure microscopique des organes et celle des tissus, par le docteur J. A. FORT, professeur libre d'anatomie et de chirurgie, etc. 3e édition revue et augmentée. 4 vol. in-12, avec 1,227 figures intercalées dans le texte. . . . . 30 fr. »

De l'urine et de ses altérations pathologiques, étudiées au point de vue de la chimie physiologique et de ses applications au diagnostic et au traitement des maladies générales et locales, leçons professées à University college à Londres, par le Dr G. HARLEY. Traduites de l'anglais par le Dr HAHN. 1 vol. in-12, avec 35 fig. interc. dans le texte 6 fr.

Enseignement du laboratoire ou Exercices progressifs de chimie pratique, par LOUDON BLOXAM, professeur de chimie à King's college de Londres. Traduit sur la 3e édition par le Dr G. DARIN. 1 vol. in-12, avec 89 fig. interc. dans le texte. 5 fr. »

Lois et mystères des fonctions de reproduction, considérées dans tous les êtres animés, spécialement chez l'homme et chez la femme, par le Dr Antonin BOSSU, médecin en chef de l'infirmerie Marie-Thérèse. 1 vol. in-12, avec 2 pl. coloriées. 5 »

Code du médecin. Recueil complet de la législation et de la jurisprudence sur la profession, comprenant le service de santé de l'armée et de la marine, par A. PARROT-LARIVIÈRE, avocat. 1 vol. in-32. . . . . 5 fr. »

Maladies de l'oreille, nature, diagnostic et traitement, par le professeur JOSEPH TOYNBEE, avec un supplément par JAMES HINTON, chirurgien auriste à Guy's hospital, traduit et annoté par le Dr DARIN. 1 vol. in-8, avec 90 fig. dans le texte. . 8 fr. 50

Manuel médical des eaux minérales, par le docteur LE BRET, médecin-inspecteur honoraire des eaux de Baréges, président de la Société d'hydrologie médicale de Paris. 1873-74, etc., 1 vol. in-12. . . . . 5 fr. 50

Étude clinique de la phthisie galopante, preuves expérimentales de la non-spécifité et de la non-inoculabilité des phthisies, par le docteur METZQUER ; ouvrage précédé d'une préface de M. le professeur FELTZ, in-8 . . . . 4 fr. »

Manuel d'anatomie, par le docteur J.-A. FORT, professeur libre d'anatomie. Deuxième édition du Résumé d'anatomie, revue, corrigée et augmentée. 1 vol. in-18 avec 151 fig. dans le texte. . . . . 7 fr. 50

Le Parnasse médical français, ou Dictionnaire des médecins-poëtes de la France, anciens ou modernes, morts ou vivants, par le docteur CHÉREAU. Un joli vol. in-12. . . . . 7 fr. »

La pierre dans la vessie avec indications spéciales sur les moyens de la prévenir, ses premiers symptômes et son traitement par la lithotritie, par WALTER-J. COULSON, chirurgien à St-Peter's Hospital, pour la pierre et les autres maladies des organes urinaires. Traduit de l'anglais par le docteur H. PICARD. in-8. 3 fr. »

Histoire de la vaccination. Recherches historiques et critiques sur les divers moyens de prophylaxie thérapeutique employés contre la variole depuis l'origine de celle-ci jusqu'à nos jours, par le docteur E. MONTEILS, médecin des épidémies. 1 vol. in-8. 7 fr. »

Leçons de thérapeutique générale et de pharmacodynamie, par le Dr ARMAND DE FLEURY, professeur à l'Ecole de médecine et médecin des hôpitaux de Bordeaux, etc., 1 vol. in-8. . . . . 8 fr. »

Études sur le cœur et la circulation centrale dans la série des vertébrés ; anatomie et physiologie comparées ; philosophie naturelle, par le docteur ARMAND SABATIER, professeur agrégé et ancien chef des travaux anatomiques à la Faculté de médecine de Montpellier, etc. 1 vol. in-4 avec 16 planches gravées et chromolithographiées. . . . . 30 fr.

PARIS. — IMP. VICTOR GOUPY, RUE GARANCIÈRE, 5.

www.ingramcontent.com/pod-product-compliance
Ingram Content Group UK Ltd.
Pitfield, Milton Keynes, MK11 3LW, UK
UKHW020143200726
13856UKWH00003B/825

9 782011 914231